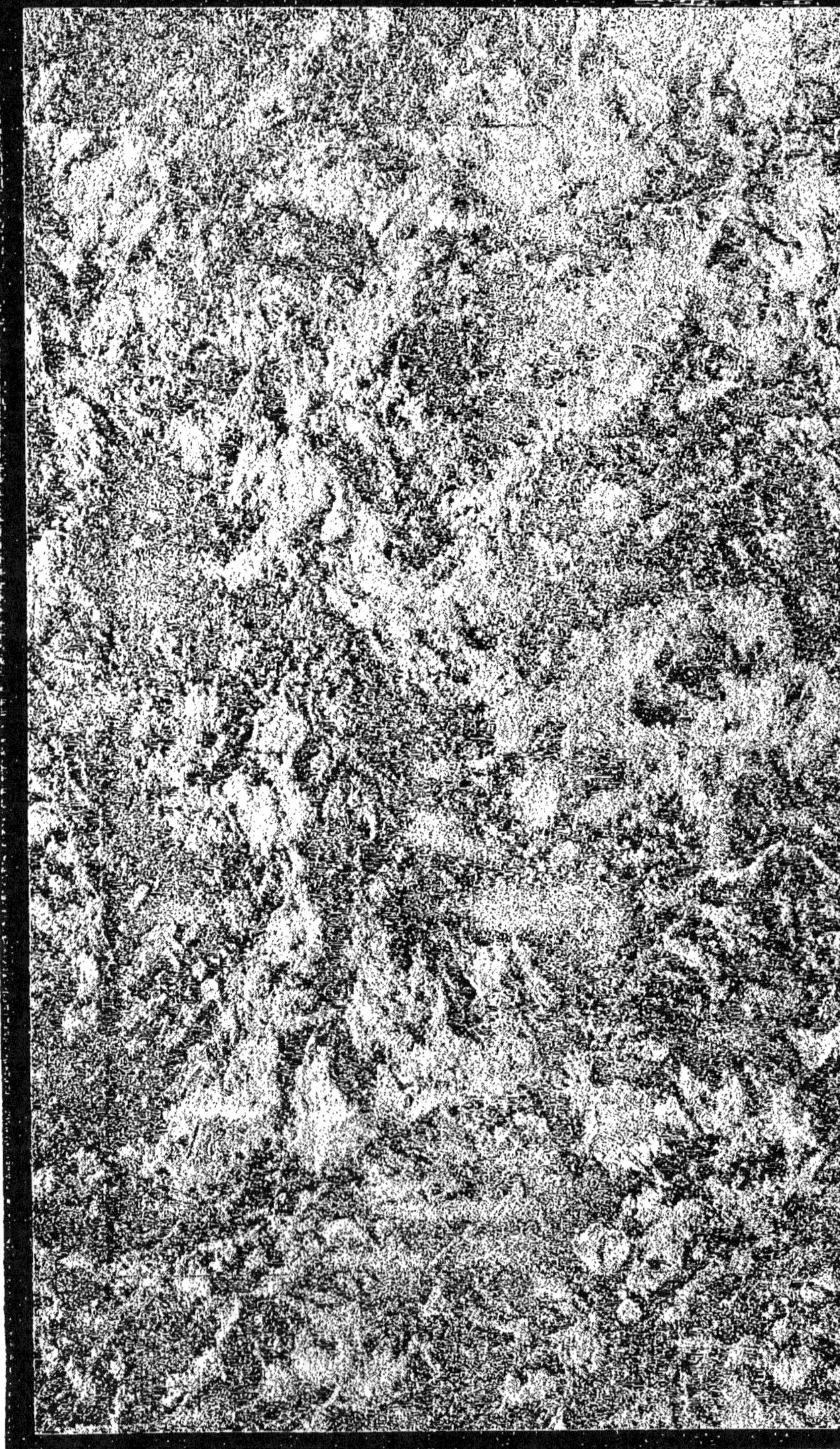

ROBERT 1981

TOPOGRAPHIE
MÉDICALE
DE PARIS.

DE L'IMPRIMERIE DE BAUDOUIN FRÈRES,
RUE DE VAUGIRARD, n° 36.

TOPOGRAPHIE
MÉDICALE
DE PARIS,

OU

EXAMEN GÉNÉRAL DES CAUSES QUI PEUVENT AVOIR UNE INFLUENCE MARQUÉE SUR LA SANTÉ DES HABITANS DE CETTE VILLE, LE CARACTÈRE DE LEURS MALADIES, ET LE CHOIX DES PRÉCAUTIONS HYGIÉNIQUES QUI LEUR SONT APPLICABLES.

PAR C. LACHAISE,

DOCTEUR EN MÉDECINE DE LA FACULTÉ DE PARIS, MEMBRE DE LA SOCIÉTÉ DE MÉDECINE PRATIQUE DE LA MÊME VILLE, CORRESPONDANT DE CELLE DES SCIENCES, ARTS ET BELLES-LETTRES DE MACON, etc.

Antequàm de remediis statuatur, priùs constare oportet quis sit morbus, et quœ morbi causa. (BAILLOU

A PARIS,

CHEZ J.-B. BAILLIÈRE, LIBRAIRE,

RUE DE L'ÉCOLE-DE-MÉDECINE, N° 16.

1822.

A MONSIEUR

LE COMTE CHABROL DE VOLVIC,

CONSEILLER D'ÉTAT, PRÉFET DU DÉPARTEMENT DE LA SEINE.

MONSIEUR LE PRÉFET,

La bienveillance avec laquelle vous accueillez tout ce qui est écrit dans des vues d'utilité publique, et l'intérêt, surtout, que vous prenez à tout ce qui a rapport à un département dont la prospérité est le but exclusif de vos soins et l'objet de toutes vos sollicitudes, me font espérer que vous recevrez avec quelque satisfaction l'hommage de cet ouvrage. Sans doute, Monsieur le Préfet, les développemens étendus que permet la matière importante qui en fait le sujet, et le cadre rétréci dans lequel j'ai cru devoir me renfermer, le mettent au-dessous d'un tel honneur ; mais, n'eussé-je que fait pressentir les avantages qui peuvent résulter d'un semblable travail exécuté en grand, j'aurai rempli le principal but que je me suis proposé, et votre approbation est pour moi une com-

pensation des plus honorables des difficultés que
j'ai eu à vaincre pour y parvenir.

Recevez, Monsieur le Préfet, l'assurance de la
considération très-distinguée et du profond respect
de votre très-humble et obéissant serviteur,

LACHAISE.

ACADÉMIE ROYALE DE MÉDECINE.

RAPPORT.

Dans sa séance générale du 26 décembre dernier, l'Académie royale de médecine nous a chargés, MM. Desgenettes, Double et moi, de lui rendre compte d'un manuscrit de M. le docteur Lachaise, ayant pour titre : Topographie médicale de Paris, ou Examen général des causes qui peuvent avoir une influence marquée sur la santé des habitans de cette ville, le caractère de leurs maladies et les règles hygiéniques qui leur sont applicables.

M. Lachaise a mis en tête de son travail une Introduction destinée à faire ressortir l'influence des localités sur l'homme, et à démontrer l'utilité des topographies médicales. Cette Introduction est terminée par un exposé du plan que l'auteur a suivi dans la rédaction de son travail.

L'ouvrage de M. Lachaise se compose de cinq chapitres divisés en plusieurs paragraphes.

Le premier chapitre comprend la position relative et directe de la ville, sa figure et son étendue, et tout ce qui a rapport à sa température.

Le second chapitre offre un tableau abrégé de l'histoire naturelle de Paris et de ses environs.

Dans le troisième chapitre sont passées en revue les causes qui peuvent avoir une influence sur la salubrité de Paris, tant celles qui dépendent des localités que celles qui proviennent de toute autre espèce de circonstances. A cette occasion, l'auteur fait, à l'égard de chacun

des douze arrondissemens municipaux qui composent la
ville, des observations très-importantes. Il recherche,
dans la disposition des divers quartiers, et dans le genre
d'ateliers qu'ils renferment en plus grand nombre, les
causes qui décident de leur salubrité comparative, et
propose d'une part des moyens généraux d'assainissement, de l'autre des précautions hygiéniques propres
à soustraire les habitans à l'action des causes insalubres
les plus apparentes.

Le quatrième chapitre présente une étude du physique et du moral de l'habitant de Paris. Il est subdivisé
en plusieurs paragraphes relatifs, 1° au mouvement général de la population, c'est-à-dire au nombre des habitans, des mariages, des naissances, des décès, et aux
différentes réflexions médicales qui se rattachent à chacune de ces matières envisagées dans leur rapport avec
les lois que suit la population dans les provinces; 2° à
l'influence de la constitution de l'habitant de Paris sur
le développement, la nature et la marche des maladies
auxquelles il est sujet, et sur les modifications qu'exige
leur traitement; 3° à la nourriture et aux différens genres
d'exercice.

Enfin, le cinquième et dernier chapitre est entièrement réservé aux constitutions médicales.

Le travail de M. Lachaise a nécessité beaucoup de
recherches; toutes les parties qui le composent sont exposées avec clarté et traitées avec exactitude. Nous es-
timons que cet ouvrage mérite l'approbation et l'encouragement de l'Académie, et nous proposons l'auteur
pour être admis dans la classe de ses membres adjoints.

Signé CHAUSSIER, rapporteur.

DESGENETTES.

DOUBLE.

Le secrétaire de l'Académie royale de médecine cer-
tifie que le présent Rapport a été lu et adopté dans la
séance générale du 8 janvier 1822.

Pour copie conforme.   *Signé* BECLARD.

AVANT-PROPOS.

EN prouvant que les hommes n'ont point été ori-
ginairement divisés en classes distinctes, mais ne
forment qu'une seule et même famille ; en démon-
trant, en un mot, l'unité du genre humain, les
écrits de Buffon, de Zimmermann, de Cabanis,
de Leclerc et de Blumenbach, n'ont pas rendu
moins évidentes les variétés qu'il peut offrir. Peut-
être même pourrait-on trouver que les naturalistes
aient, en général, trop restreint le nombre de ces
variétés, et reconnaître qu'indépendamment de ces
caractères principaux qui, se transmettant par voie
de génération, ne peuvent s'effacer qu'insensiblement et au bout d'un temps considérable, et qui
forment ce qu'on nomme improprement les races,
il soit possible de rencontrer, dans l'examen particulier de chaque peuple, des différences assez
tranchées pour servir de fondement à une multitude de divisions secondaires, mais toutes d'une
égale importance. Quel que soit le nombre de ces
divisions, tous ceux qui ont apporté un esprit philosophique dans l'étude de l'homme, sont d'accord
sur les causes qui les produisent ; tous les trouvent
dans l'action constante et perpétuelle du climat
sur l'économie humaine ; tous montrent l'homme

comme une image fidèle de la portion du globe qu'il habite. *Omnia quæ è terrâ proveniunt, terræ ipsius naturam recipiunt ac sequuntur*, a dit Hippocrate : chaque latitude a son empreinte, chaque climat sa couleur (1). Mais, bien que le climat proprement dit (2) ait produit des changemens assez remarquables pour servir de base à la distinction principale des variétés de l'espèce, il ne faut certainement pas en conclure qu'il soit besoin de causes aussi puissantes pour produire des différences parmi les hommes ; l'observation la plus légère prouvera que l'exposition du sol, sa fertilité, sa sécheresse ou son humidité, la nature des vents, celle de l'air ou des alimens, ne sont pas des causes moins actives, et suffisent pour rendre compte de la différence des caractères physiques et moraux qu'on rencontre parmi les individus qui habitent le même pays, souvent la même ville. La recherche des causes de ce changement n'intéresserait le médecin que d'une manière accessoire, si elles se bornaient seulement à modifier l'homme dans l'état de santé parfaite ; mais comme

______

(1) Cabanis, Rapports du physique et du moral de l'homme.

(2) En géographie on donne le nom de climat à un espace du globe terrestre compris entre deux cercles parallèles à l'équateur, et qui se mesure d'une manière arbitraire, suivant l'augmentation de la longueur des jours. Mais, en médecine, on entend généralement par climat une terre différente d'une autre sous le rapport des saisons, des qualités du sol et de la chaleur de l'atmosphère.

elles exercent encore une impression plus profonde, une action plus marquée, lorsque l'harmonie qui, dans cet état, existait entre les diverses
fonctions, est rompue, leur étude approfondie devient ici du plus haut intérêt, et non-seulement
jette le plus grand jour sur l'étiologie, mais rend
raison des nuances infinies, des caractères même
assez souvent très-saillans qui séparent les maladies
renfermées dans les mêmes cadres nosologiques.
Un examen comparatif des maladies décrites dans
des pays différens, y fera toujours reconnaître,
indépendamment de la fréquence ou de la rareté
de quelques-unes, ici une différence sensible dans
leur marche ou leur invasion, là une prédominance
de quelques symptômes qu'on remarquerait à peine
ailleurs. L'importance qu'attachait Baglivi à noter
en tête de ses observations le lieu où elles avaient
été recueillies, prouve assez combien il était pénétré de cette vérité. Avant de porter, en effet, un
jugement trop prompt sur la fidélité d'une observation, on devrait examiner scrupuleusement toutes les circonstances qui environnaient ceux qui en
ont fourni le sujet; car si des auteurs, auxquels il
serait difficile quelquefois d'assigner la préémi-
nence en mérite, offrent quelque contraste dans
leurs descriptions, c'est que l'un donnait le résultat
d'une expérience acquise dans un grand hôpital, celui-ci écrivait dans une ville, et celui-là observait
dans la retraite le paisible et simple villageois. Or,
la nature de l'homme malade était trop susceptible

1*

pour que chacune de ces circonstances ne produisît pas des effets particuliers. Maintenant, quand il a fallu déduire de ces observations diverses des corollaires qui servissent de principes élémentaires à la science ; c'est-à-dire quand on a voulu désigner les signes généraux qui caractérisaient telle ou telle maladie, fallait-il faire autant de descriptions particulières qu'il y avait de circonstances susceptibles de les faire varier ; ou bien se borner à prendre pour toutes des termes moyens, en appuyant particulièrement sur les caractères liés à l'essence même de la maladie, et qui sont presque invariables ? La dernière de ces méthodes ayant prévalu, les pathologistes ont isolé chaque maladie, et l'ont présentée avec ses symptômes propres ou du moins les plus fréquens, abstraction faite de tous les accidens étrangers, d'une multitude d'épiphénomènes accessoires qui peuvent en faire changer l'aspect ; en observant toutefois que la plupart des symptômes peuvent varier suivant la constitution atmosphérique, le sexe, l'âge, le tempérament, la profession, le régime du malade, et renvoyant à l'étude de la physiologie et de l'hygiène, la recherche du mode d'action de chacune de ces causes et de leur influence abstraite ou simultanée. La connaissance exacte de tout ce qui environne les habitans du pays où il veut exercer sa profession d'une manière honorable et distinguée, est donc, pour le jeune médecin, le premier but qu'il doit se proposer ; car l'habileté avec laquelle il saura saisir les diverses modifications à apporter dans les principes généraux de traitement, le distinguera bientôt de celui qui aura dédaigné ces recherches.

Si les ouvrages d'Hippocrate sont une source éternelle où la médecine-pratique ira sans cesse puiser et s'enrichir, son Traité de l'eau, de l'air et des lieux, servira éternellement de guide à tous ceux qui voudront étudier l'influence du climat sur l'homme; c'est dans cet ouvrage, qui offre partout l'empreinte d'une méditation profonde et les vues philosophiques les plus élevées, qu'on voit le savant et respectable vieillard observer, avec une exactitude dont lui seul est capable, les rapports intimes de l'homme avec tout ce qui l'entoure, décrire les nuances et les formes différentes qu'imprime au corps humain chaque région de la terre, et se servir avec habileté des liens qui unissent étroitement le physique et le moral, pour expliquer les mœurs, les goûts, les diverses conventions sociales, le degré d'énergie et de courage de chaque peuple. Montesquieu écrivit plus de deux mille ans après Hippocrate; il ajoute de grandes idées à celles du père de la médecine, développe ses principes avec une éloquence brillante et une dialectique profonde, en fait une heureuse et juste application aux institutions politiques; et l'Esprit des Lois, en plaçant son auteur au rang des publicistes les plus célèbres, devient l'un des ouvrages qui ont le plus contribué à la gloire littéraire et philosophique du

dix-huitième siècle. Mais Hippocrate ne s'arrêta
pas à l'étude de l'homme sain ; il décrivit, avec
la dernière exactitude, les maladies épidémiques,
conseilla d'avoir égard non-seulement à la différence des âges, des sexes et des tempéramens,
mais insista particulièrement sur les exercices,
les coutumes et la manière de vivre des malades, et décida judicieusement que la constitution de l'air ne suffit pas pour expliquer pourquoi les maladies épidémiques sont plus cruelles
pour les uns que pour les autres : La première
chose, dit ce grand homme, que doit faire un
médecin en arrivant dans une ville qu'il ne connaît
pas, c'est d'examiner avec soin son exposition par
rapport aux vents et aux différens levers et couchers
du soleil ; parce qu'il y a bien de la différence
entre une ville exposée au nord et celle qui l'est
au midi, entre une ville exposée au levant et une
autre qui l'est au couchant ; il doit de plus consi-
dérer si le sol est nu et sec, ou couvert d'arbres et
humide ; s'il est enfoncé et brûlé par des chaleurs
étouffantes, ou si c'est un lieu élevé et froid ; il
doit enfin examiner le genre de vie et le régime
auxquels les habitans se plaisent davantage. C'est
de semblables observations qu'il doit partir pour
juger du reste. Le médecin qui sera instruit de
toutes ces circonstances, ou du moins de la plupart d'elles, sera en état de bien connaître la nature des maladies qui sont particulières à la ville
où il arrive pour la première fois, ou qui sont

communes à tous les pays, de manière qu'il ne
sera ni embarrassé dans leur traitement, ni exposé
aux erreurs que doivent naturellement commettre
ceux qui négligent ces connaissances préliminaires.

« Tel est l'homme sur la terre, au milieu de ses
» productions sans nombre devenues son inépui-
» sable héritage. S'il est le dominateur de presque
» toutes, il est aussi plus ou moins modifié par
» l'usage de toutes; elles lui communiquent diver-
» sement de leur propre nature. L'air, le sol, le
» territoire, la chaleur, la froidure, le jour, la
» nuit, le régime végétal et animal, la chair du
» quadrupède ou du poisson, la fécule des céréales
» ou le fruit sucré des palmiers, le moût fermenté
» du raisin ou l'infusion de la feuille du thé, le
» vêtement de soie ou les tissus de coton et de
» laine, tout nous change, excite, ralentit, altère
» le concert de nos fonctions; et si nous considé-
» rons encore que telles plaines fertiles sont propres
» à l'agriculture, à la vie civilisée, tandis que telle
» chaîne aride de montagnes, ou tel désert de
» sables ou de rocailles, ne peuvent nourrir que
» des tribus errantes ou des peuplades sauvages;
» que des rivages poissonneux, des îles, des archi-
» pels portent à une vie commerçante et mari-
» time, libre et agitée comme les flots et les tem-
» pêtes, nous comprendrons comment l'homme
» n'est sur la terre que ce que l'a fait la nature. Il
» établit d'après elle ses institutions; il modifie ses
» lois suivant les conditions où elle le place; il

» éprouve les affections endémiques circonscrites
» en chaque lieu ; il a divers genres de santé
» comme de maladies. S'il traverse une zone pour
» en habiter une autre, il est forcé de s'acclimater
» ou de périr, et cette plante humaine a dû être
» formée la plus flexible, la plus molle, la plus
» variable de toutes les autres productions du
» globe, pour se naturaliser si universellement à
» la surface de notre planète. » (Virey, Dictionnaire des sciences médicales ; *Géographie médicale.*)

Une multitude d'observations recueillies par
quelques voyageurs infatigables, sur les maladies
des peuples des climats éloignés, fit sentir combien
serait importante pour la médecine l'étude exacte
et rigoureusement déterminée des liaisons que présente la constitution physique et morale de l'homme
avec le pays qu'il habite ; étude dont les difficultés
étaient naturellement aplanies par les progrès de
la physique, qui fournissait les instrumens propres
à calculer les diverses conditions et les influences
de l'air atmosphérique. Plusieurs Mémoires, rédigés
dans ces vues, parvinrent à la société royale de
médecine, et réveillèrent l'attention de cette célèbre compagnie sur ce genre de recherches dont
elle prévit les heureux résultats ; et l'empressement
qu'elle mit à demander à ses correspondans des
détails topographiques sur les lieux qu'ils habi-
taient, donnait droit d'espérer qu'en rassemblant
et en classant avec méthode les observations éparses,

on obtiendrait une topographie générale de la France, et par suite une géographie médicale complète qui nous manque encore, et qui eût si évidemment hâté les progrès de la science. Une semblable marche, adoptée par les médecins, n'aurait point assurément pour résultat de résoudre une de ces questions frivoles capables de satisfaire une vaine curiosité, ou d'ajouter au luxe de littérature médicale; mais, en rendant raison des variétés sans nombre dont sont susceptibles toutes les maladies, et des causes qui les déterminent, elle éclairerait l'hygiène publique et fournirait des indications du plus haut intérêt pour la médecine-pratique.

En examinant les topographies médicales insérées parmi les Mémoires de plusieurs sociétés savantes, ou faisant partie de la collection des thèses inaugurales des diverses facultés, on est étonné de ne rencontrer presque partout que des propositions d'hygiène, applicables à une contrée entière, ou à un département, et de voir les grandes villes, pour ainsi dire, oubliées, ou n'être indiquées que comme servant de point de départ dans la description générale. On reconnaît bientôt combien sont peu spécieux les motifs qui doivent servir d'excuse à une pareille manière de voir : en effet le premier de ces motifs, c'est que l'heureux habitant des villes sait, par son industrie et tous les moyens dont il peut disposer, maîtriser, pour parler ainsi, la nature, et rendre nulles pour lui les influences plus meurtrières. Si l'homme des champs éprouve plus vivement les dures impressions du climat proprement dit, il respire un air qui n'est pas souillé par les émanations qui s'élèvent de rues étroites, bourbeuses et encombrées, qui n'est pas infecté par l'accumulation de familles nombreuses dans la même maison, souvent dans la même pièce. Liberté, sérénité de l'air, paysages agréables, promenades faciles, tout concourt dans sa paisible retraite à entretenir chez ce dernier la paix de l'ame et la santé du corps; et si des travaux excessifs et trop continus abrègent souvent, il est vrai, la longueur de sa vie, il reste, du moins pendant sa durée, le plus ordinairement étranger à une foule d'affections nerveuses qui naissent du commerce même de la société, et qui sont si fréquentes dans les grandes cités, au milieu du tumulte des villes populeuses, dont les habitans sont énervés, les uns par les excès de la mollesse, de l'oisiveté, du luxe et des plaisirs, les autres accablés sous le poids du travail, des vices crapuleux et du désespoir qu'engendre le tableau de leurs misères opposé à la fortune de leurs voisins. « Les hommes, dit l'éloquent Rousseau, ne sont pas faits pour être entassés en fourmilière ; plus ils se rassemblent, plus ils se corrompent. Les infirmités du corps, ainsi que les vices de l'ame, sont l'infaillible effet de ce concours trop nombreux. L'homme est de tous les animaux celui qui peut le moins vivre en troupeau. Des hommes entassés comme des moutons, périraient tous en très-peu de temps. » Otons à cette idée

ce qu'a pu lui donner d'exagéré le voile de la mélancolie à travers lequel voyait souvent le citoyen
de Genève, et nous aurons une vérité incontestable. L'expérience de tous les siècles n'atteste-t-elle
pas, en effet, que c'est dans les grandes villes que
les agens de destruction s'accumulent, se multi-
plient et déploient toute leur funeste activité ?
Mais les causes qui produisent d'aussi grands maux
sont indestructibles, puisqu'elles sont une suite
inévitable de la réunion d'un grand nombre d'individus dans une étroite circonscription. En s'élevant
à leur considération, la médecine parvient à connaître leur nature et leur mode d'action ; et, si
elle n'est jamais assez heureuse pour les annuler
toutes, elle propose du moins les moyens de modérer ou d'enchaîner leur activité et de suspendre
leurs effets destructeurs. La police de salubrité n'est
donc, à proprement parler, que l'hygiène publique
mise en action ; elle recherche et surveille toutes
les causes qui peuvent altérer la santé publique,
pour les détruire ou les éloigner, les suspendre ou
les affaiblir ; elle s'exerce en conséquence sur l'habitation du citoyen, sur l'air qu'il respire, les alimens dont il se nourrit, et même sur ses habitudes
sociales ; l'homme opulent dans ses plaisirs, le la-
borieux artisan dans ses ateliers, l'indigent dans
son réduit obscur, reçoivent ses bienfaits, éprouvent indistinctement l'heureux effet de son exercice.

Maintenant est-ce avec plus de fondement qu'on a
objecté que les changemens à faire dans les villes,
sous le rapport de la salubrité, que l'hygiène

publique, ne regardaient que faiblement le médecin et étaient du ressort immédiat du gouvernement et de ses préposés ? Mais dans quelle vue présume-t-on que le gouvernement se charge de l'instruction première des médecins, accorde des distinctions et des marques particulières de faveur à toutes les sociétés médicales, si ce n'est de leur imposer l'obligation de dévoiler à sa sollicitude tout ce qui pourrait conspirer contre la santé de leurs concitoyens, et de diminuer, de concert avec lui, les causes si nombreuses d'insalubrité que recèlent les grandes réunions ? Quelle part n'ont pas eue à la gloire de nos armées ces hommes philanthropes, ces médecins dont le zèle et l'activité égalèrent le savoir, et qui préservèrent si souvent nos soldats des périls auxquels les exposaient un air vicié par tant de corps en putréfaction, et leur apparition brusque sur une terre étrangère ? Il ne pouvait être indifférent pour ces phalanges victorieuses de camper au voisinage d'un marais ou dans un lieu sec et élevé, de choisir une plaine exposée au vent du nord plutôt qu'au sud, d'adopter indifféremment tel genre de vie et de nourriture, de se permettre l'usage des eaux de ce fleuve, et de proscrire celles de celui-là. Qu'on examine les écrits où ces hommes nous ont communiqué le fruit de leur expérience, et on ne trouvera la description d'aucune maladie régnant d'une manière générale, sans qu'elle ne soit précédée d'un examen détaillé, d'une topographie exacte des lieux qui en ont été le théâtre.

TOPOGRAPHIE
MÉDICALE DE PARIS.

INTRODUCTION.

Paris, cette ville immense qu'on nomme à
juste titre la métropole de l'univers, la capitale
de l'esprit et des arts, le séjour favori du luxe
et des plaisirs, a offert de tout temps un champ
fertile aux réflexions du philosophe, du politique et de l'historien. Les premiers, appuyant sans cesse sur l'inconstance et la légèreté
de ses habitans, ne leur rendent même pas la
justice de remonter à la source de ces prétendus défauts, ou se plaisent à en donner des explications assez peu plausibles. Les historiens
cherchent dans les débris de l'antiquité à reconnaître l'origine de son nom ou à découvrir
l'époque de sa fondation, donnent des ren-
seignemens plus ou moins exacts sur les accroissemens qu'il a successivement éprouvés,

décrivent ses monumens ; mais tous négligent ce qui a rapport à la santé de ses habitans , ou les seules lignes qu'ils consacrent à ce sujet ne sont placées çà et là que comme des supplémens à des matières faussement jugées plus importantes. Cependant , quoique Paris ait été rarement le théâtre d'épidémies , ces fléaux destructeurs qui ont tour à tour ravagé les grandes villes , il serait contraire au raisonnement et à l'expérience de présumer qu'il ne renferme aucune cause d'insalubrité ; ces causes sont constamment en raison directe du nombre des habitans d'une ville , et du peu d'espace qu'elle occupe eu égard à ce nombre ; on est seulement en droit de conclure que nulle part la police n'exerce une surveillance aussi active. Avouons cependant que cette surveillance est souvent en défaut , et qu'il existe mille abus qui échappent à l'œil de l'autorité , ou sur lesquels elle ne saurait étendre son action , et dont le médecin peut souvent reconnaître seul les funestes effets.

On a plein droit , sans doute , d'être étonné , surtout depuis le renouvellement des sciences physiques en France , que l'histoire médicale de la capitale ait fourni la matière d'un si petit nombre d'ouvrages. Observons néanmoins que le plan généralement adopté pour toutes les topographies médicales, et dont quelques thèses inaugurales offrent de beaux modèles, est plutôt applicable à un département entier qu'à une ville considérée d'une manière abstraite; et que l'importance que plusieurs médecins ou naturalistes attachèrent (pour Paris) à l'étude de certains objets qui entraient à la vérité dans le plan général, mais qui, pour une grande ville, ne devaient être envisagés que comme tout-à-fait accessoires, ou simplement indiqués pour compléter le cadre, durent constamment détourner de l'idée d'une topographie complète, ou du moins exagérer les difficultés qu'on aurait à vaincre pour son exécution. Des moyens plus qu'ordinaires durent paraître indispensables pour l'étude de l'air atmosphérique et de l'influence sur le corps humain des substances diverses qui le constituent, quand la description des carrières de cette ville, l'analyse de ses eaux minérales, l'étude des plantes qui croissent naturellement ou artificiellement sur son sol, l'histoire des milliers d'insectes et autres animaux qui peuplent ses environs, avaient déjà exercé la plume de quelques hommes d'un mérite supérieur, et donné séparément naissance à plusieurs ouvrages aussi remarquables par leur volume que par l'exactitude des descriptions et l'érudition qui les enrichit.

M. Ménuret, le même qui fit insérer dans le Journal de médecine militaire plusieurs observations intéressantes sur l'influence de la position des pays, publia cependant en 1786, sous forme de lettres, un Essai sur la topographie physique et médicale de Paris. Cet ouvrage contient des vues générales de quelque intérêt, mais manque essentiellement de descriptions positives, de faits propres à la ville; l'auteur multiplie à chaque instant les digressions étrangères à son sujet, et, quand il s'agit de faire quelque application médicale, il semble se complaire à n'employer que le vieux langage de la médecine, et à se tenir constamment beaucoup au-dessous de l'état de la science; on peut en juger par ces phrases extraites de la seconde édition qui a paru en 1804 : « J'envisage d'abord la position de la ville relativement au feu, à l'air, à l'eau et à la terre, les quatre élémens.... (en développant les causes qui expliquent la fréquence ou le caractère de quelques maladies) : la bile, ayant peu d'activité, s'épaissit facilement, s'arrête dans les couloirs, les engorge, donne lieu par là aux resserremens du ventre, aux jaunisses, aux coliques hépatiques, aux embarras et obstructions du foie.... L'humidité de l'air concourt principalement à amener cette dégénération fréquente qui forme les différens épanchemens de sérosité dans les capacités, et surtout dans le tissu de la peau.... Le travail et la contention d'esprit affaiblissent le ressort de la tête.... De toutes les humeurs qui peuvent former un aiguillon propre à agacer les nerfs, il n'y en a point de plus puissant que celui que fournissent les humeurs utérines, altérées par leur séjour ou leur reflux. » Au reste l'étendue de l'ouvrage justifie pleinement le titre d'Essai que l'auteur lui a donné lui-même, car il forme un volume de 300 pages environ, format in-12, et dont 150 à peu près sont consacrées à des réflexions sur l'électricité, le magnétisme, l'inoculation et la vaccine.

Un médecin, nommé Audin-Rouvière, a aussi publié une légère dissertation sur les substances qui peuvent influer sur la santé des habitans de Paris; ce travail semble avoir été copié sur le même modèle que le précédent; seulement il a été réduit à des proportions plus faibles, et écrit avec aussi peu de précision; mais l'auteur y a ajouté une description succincte des différens hôpitaux et hospices de cette ville.

Cependant le besoin d'un travail plus complet se faisant sentir, en même temps que le nombre des matériaux disponibles pour sa confection donnait lieu de l'espérer, plusieurs sociétés engagèrent de nouveau les médecins à s'en occuper ; et à différentes époques, quelques philanthropes, médecins ou magistrats, proposèrent, par l'intermède de ces mêmes sociétés, des sommes d'argent ou des médailles pour celui qui approcherait le plus près du but. Sans obtenir entièrement le résultat désiré, ces propositions excitèrent néanmoins le zèle de quelques jeunes médecins, et il parut successivement plusieurs Mémoires sur la description médicale de divers quartiers. Le plus remarquable est, sans contredit, celui de la division des Arcis, que M. Nacquart lut à la séance de rentrée de la Société de médecine, le 30 octobre 1809.

Je suis loin, sans doute, d'avoir la prétention de donner à l'ouvrage que j'offre, sur la topographie médicale de Paris, tous les développemens dont il est susceptible ; une semblable tâche serait aisément jugée au-dessus de mes forces, si déjà un arrêté des membres du Conseil de salubrité, qui décidèrent de l'exécuter eux-mêmes, ne prouvait suffisamment qu'elle exigeait les connaissances les plus étendues; et si d'autre part, l'ajournement indéfini de cette entreprise ne faisait pressentir les difficultés qu'on aurait à vaincre et le temps qu'elle nécessiterait. Je crois seulement avoir donné à cette histoire médicale plus d'étendue qu'on ne l'avait fait jusqu'à présent, et être entré dans des détails dont l'omission me semble être la première cause du caractère incomplet que présente tout ce qui a été écrit à ce sujet, et dont la connaissance est assurément de quelque intérêt pour la médecine pratique. Mon intention n'était pas primitivement de donner de la publicité aux observations de genres divers que j'avais recueillies à différentes époques; quelqu'abus qu'on ait fait dans les préfaces de cet aveu d'insuffisance, je dois à la vérité de dire que mon premier but en cela était de m'instruire, et de chercher ainsi à parvenir, d'une manière insensible, à la juste appréciation des causes qui pouvaient imprimer une nature particulière aux maladies que j'aurais à traiter dans une ville où je m'étais constamment proposé d'exercer la médecine. Ayant, par la suite, rapproché ces diverses

2*

observations pour en déduire des conséquences générales, j'ai tracé un tableau synoptique qui m'indiquât la place relative que chacun des faits devait occuper pour que leur ensemble prît la forme d'un corps complet. Me trouvant alors plus à même de juger des peines qu'un semblable travail occasionerait à celui qui voudrait l'entreprendre d'un seul trait, j'ai cru devoir rendre le mien public, et j'ai été guidé en cela autant par la certitude d'éviter aux jeunes médecins des recherches souvent difficiles et toujours peu attrayantes, que par l'espoir de contribuer réellement, pour ma part, en quelque chose au bien-être de mes concitoyens. Je pressens à combien d'objections donnera naissance une telle prétention. La première sera, sans doute, que l'histoire médicale d'une ville ne peut sortir que de la plume d'un homme qui s'y livre à l'exercice de la médecine depuis un grand nombre d'années ; j'en reconnais toute la justesse, mais j'observerai que, pour Paris, une telle occupation paraîtra toujours incompatible avec les agrémens d'une clientelle nombreuse et brillante. Quant aux médecins qui se livrent particulièrement à la partie scientifique ou littéraire de l'art, ils préféreront traiter une matière neuve qui contribuera plus directement à leur gloire. Le peu d'empressement qu'on a, jusqu'ici, apporté à répondre aux demandes réitérées d'une topographie médicale complète de Paris, et que l'Académie royale de médecine a cru devoir renouveler dans une de ses premières séances, par l'organe de l'un de ses membres les plus distingués, M. le docteur Double, montre que dans ce que j'avance je m'éloigne peu de la vérité. Or, je crois qu'il vaut mieux que le travail laisse quelque chose à désirer, que de voir des vœux tant de fois émis rester constamment sans résultat. D'ailleurs, quel encouragement flatteur et quel heureux présage de succès ne trouvais-je pas dans l'approbation dont l'Académie a daigné honorer cet ouvrage, sur le rapport que lui en a fait, dans sa séance générale du 26 décembre, l'illustre professeur Chaussier, au nom de la commission qu'elle chargea de l'examiner et de lui en rendre compte?

Il restait maintenant à savoir quelle méthode, ou mieux, quel plan je suivrais dans l'examen des divers agens qui pouvaient avoir une influence quelconque sur la santé des Parisiens, ou sur le caractère de leurs maladies; j'avoue que j'ai pensé ne devoir m'astreindre en cela à aucune marche adoptée ailleurs ; persuadé qu'il n'y avait rien d'irrévocablement déterminé à cet égard, j'ai classé les matières dans l'ordre qui m'a semblé le plus convenable , pour qu'elles fussent rapprochées selon les points de contact ou les rapports d'affinité qu'elles offraient mutuellement.

Cet ouvrage se compose de cinq chapitres , eux-mêmes divisés en plusieurs paragraphes.

Le premier chapitre comprend la position relative et directe de la ville, sa figure , son étendue , une légère esquisse des accroissemens qu'elle a successivement reçus , et tout ce qui a rapport à sa température , prise dans un terme moyen pour chacune des différentes époques de l'année.

Le second , l'histoire naturelle du lieu même et de ses environs ; c'est-à-dire : 1° l'étude du sol proprement dit , des diverses sortes de terrain qui le constituent , et des sources minérales qu'il renferme ; 2° des réflexions générales sur le caractère que le climat imprime aux plantes , l'indication de celles qu'on rencontre le plus fréquemment parmi les vénéneuses , et l'époque de la floraison d'un grand nombre de végétaux ; 3° une notice sur plusieurs espèces animales venimeuses.

Le troisième, un examen des causes principales qui peuvent avoir une influence marquée sur la salubrité de Paris, tant celles qui dépendent des localités, que celles qui sont propres à la ville elle-même ; ainsi dans le premier cas, les rivières, les différentes inégalités du sol, les eaux stagnantes, les forêts ; dans le second, la construction des habitations, la disposition des rues, l'influence des arts et métiers, des voiries et des cimetières sur l'air atmosphérique ; enfin seront consignées dans ce chapitre des observations détaillées d'hygiène publique et privée, propres à chacun des douze arrondissemens, et aux différens quartiers qui les composent.

Le quatrième chapitre contient tout ce qui est directement relatif à l'étude physique et morale de l'homme ; des paragraphes particuliers seront destinés, 1° au mouvement général de la population, c'est-à-dire, au nombre des habitans, des mariages, des naissances, des décès, et aux différentes réflexions médicales ou médico-philosophiques qui se rattachent naturellement à chacune de ces matières ; 2° au tableau de la constitution physique et morale du Parisien, et à l'influence de cette constitution sur la cause, la nature et la marche de plusieurs maladies ; 3° à la nourriture et aux différens genres d'exercices.

Enfin le cinquième et dernier chapitre est entièrement réservé à la coïncidence des maladies avec les principales époques de l'année ; rapport des saisons et des maladies que la médecine-pratique désigne sous le nom de constitutions médicales. A cette occasion j'ai cru indispensable de rappeler la part pour laquelle chaque mois contribue à compléter le nombre total des décès que présente l'année moyenne.

Ayant cherché à donner à ce travail la forme d'une hygiène parisienne, j'ai senti combien la description des objets qui devaient le composer, exposée d'une manière abstraite, eût été monotone et même peu importante ; aussi le plus ordinairement j'ai fait suivre ou précéder leur examen positif de l'état désirable ; j'ai déterminé de combien chacun de ces objets s'éloignait de cet état, et tâché de désigner la voie par laquelle on pourrait les ramener à des conditions plus favorables. Sans doute on s'attend à rencontrer, dans la topographie médicale d'une grande ville, des considérations relatives aux différens hospices et hôpitaux qu'elle renferme. Je conçois que d'immenses avantages doivent résulter de l'histoire médicale de ces théâtres de la douleur, de cet asile des calamités humaines; mais, craignant que leur description ne m'entraînât au-delà des bornes que je m'étais prescrites, j'ai jugé convenable de me borner à les indiquer, me réservant d'amples détails pour un ouvrage que je me propose de publier, dans d'autres temps, sur la statistique médicale des établissemens publics les plus remarquables de la ville de Paris; je regarde même comme une véritable digression, la réfutation de quelques-uns des motifs qui semblaient avoir décidé le transport de l'hôpital principal (l'Hôtel-Dieu), dans un lieu plus convenable.

CHAPITRE PREMIER.

§ I.

De la position relative et directe de Paris.

CAPITALE du royaume de France, chef-lieu de la préfecture du département de la Seine, ancienne province de l'Ile-de-France, Paris est situé dans le huitième climat, à 20 degrés 21 minutes 30 secondes de longitude, et 48 degrés 51 minutes 20 secondes de latitude, prises à Notre-Dame; mais, suivant Cassini, à 19 degrés 51 minutes 30 secondes de longitude orientale, et 48 degrés 50 minutes 10 secondes de latitude septentrionale, prises à l'Observatoire; à 200 lieues de la Méditerranée, 50 de l'Océan, 145 des Alpes, 200 des Pyrénées; 98 sud-est de Londres, 270 nord-ouest de Vienne, 280 nord-est de Madrid, 277 nord-est de Rome, 500 nord-ouest de Constantinople, 600 sud-ouest de Moscou, 240 sud-ouest de Copenhague, 380 sud-ouest de Stockholm, etc.

Cette ville occupe, sur les rives de la Seine qui la traverse en grande partie de l'est à l'ouest, un emplacement formé par une plaine assez découverte, mais offrant une multitude de petits côteaux qui donnent lieu à des élévations, des pentes, des bas-fonds, et d'où résultent nécessairement de fréquentes inégalités dans le plan des rues, l'exposition et l'aspect des maisons. La hauteur moyenne de son sol peut être évaluée à 120 pieds au-dessus du niveau des eaux de l'Océan. Sa figure est arrondie, ou mieux, a la forme d'un oval allongé de l'orient à l'occident; sa circonférence, en comprenant la partie des faubourgs comprise dans l'enceinte des boulevards extérieurs, est de 24 kilomètres, ou 6 lieues; son plus grand diamètre, se dirigeant du sud-est au nord-ouest, suivant une ligne qui de la barrière du Trône se rendrait à celle de l'Étoile, a 6 kilomètres environ, ou une lieue et demie; le plus petit, c'est-à-dire celui qui, dans la direction du sud-ouest au nord-est, coupant ainsi la Seine à angle droit, partirait de la barrière de Sèvres pour se rendre à celle de Belleville, peut avoir 5 kilomètres ou une lieue un quart; ce qui offre en résumé une superficie de 34,996,800 mètres carrés, dont 31,926,000 sont couverts d'habitations; et ce qui donne aux lieux découverts le 13ᵉ et demi environ de la surface totale de la ville. Guillaume de Lisle, savant géographe, lut à l'Académie royale des sciences, en 1725, une dissertation dans laquelle il compare la grandeur de Paris à celle des plus grandes villes, et la trouve supérieure à celle de Londres et de Rome, assure que Constantinople n'est pas plus grand, si on retranche les jardins du sérail ; et ajoute qu'il n'est pas possible de comparer la grandeur des villes de l'Orient avec celle de Paris, si l'on fait attention à l'étendue excessive des jardins de Turquie et de Perse, et au peu d'élévation des maisons de la Chine qui n'ont presque jamais qu'un seul étage. Ces rapports de comparaison sont aujourd'hui à peu près les mêmes.

Indépendamment des fréquentes inégalités dont se trouve hérissé le sol même sur lequel repose directement Paris, il est dominé presque de toute part par des collines, dont quelques-unes s'élèvent, en forme de promontoires, à des hauteurs assez considérables ; elles sont disposées de telle sorte que, sur la rive droite de la Seine, la ville est abritée au nord, au nord-est et à l'est ; sur la rive gauche, au sud, au sud-ouest et à l'ouest ; laissant ainsi dans la direction du sud-est au nord-ouest, qui est celle du bassin de la Seine, un horizon vaste et découvert. Les premières de ces collines , c'est-à-dire, celles qui sont sur la rive droite, sont très-rapprochées de la ville , dont les faubourgs viennent se terminer immédiatement au bas de leur pente ; les secondes, au contraire, en sont éloignées, dans presque tous les sens , d'environ deux lieues. Les plus remarquables sont les buttes de Montmartre et de Chaumont , le côteau du Mont-Valérien et celui de Meudon ; leur description trouvera naturellement sa place dans l'examen des causes qui , provenant des localités elles-mêmes , peuvent avoir quelque influence sur la salubrité de la ville.

§ II.

Notice historique sur son origine et ses accroissemens.

Les historiens ont vainement essayé, par des recherches minutieuses et des interprétations subtiles, à pénétrer dans l'obscurité qui enveloppe l'origine de Paris ; une simple bourgade composée de maisons construites en bois et en terre, couvertes de paille, de chaume , et sans cheminées, renfermée entre les deux bras de la Seine, et environnée de toute part de marais, de collines et de bois ; tel était, il y a dix-neuf siècles, c'est-à-dire avant l'invasion des Romains dans la Gaule, une ville aujourd'hui des plus grandes et des plus magnifiques de l'univers. Cette petite ville, que les Gaulois nommaient Lutèce, était, au rapport de César, le premier qui en ait parlé, la capitale de la province des Parisiens, l'une des soixante-quatre qui composaient l'État des Gaules. Camulogène en était le gouverneur ou souverain magistrat, lorsque Labiénus, lieutenant-général de César, en fit la conquête, l'an du monde (ère vulgaire) 3998 ; 56 avant Jésus-Christ. Ses habitans craignant d'être forcés dans leur ile, marchèrent au-devant de l'ennemi ; mais ils furent battus, et le vainqueur ne trouva que les tristes restes de la ville qu'ils avaient incendiée avant d'en sortir. Les Romains, voulant profiter de sa position avantageuse, la rebâtirent plus régulière, l'embellirent d'un palais, et la fortifièrent de murs, de tours et d'un château fort à l'extrémité de chacun des deux ponts, (le grand et le petit Châtelet.) Quatre cents ans s'écoulent alors sans que l'histoire fasse mention de Lutèce ; enfin Julien l'Apostat, qui y fut proclamé empereur en 390, la montre toujours bornée par les bras de la Seine ; car les remarques qu'il fait sur son climat, son

terroir, ses vignes et ses figuiers, donnent
à croire qu'il n'aurait pas manqué de parler
de ses faubourgs, si réellement ils eussent été
considérables. Quelque temps après, les Francs
se répandirent dans la Gaule, et Clovis poussa
si loin leurs conquêtes, que, s'étant rendu
maître de tout le pays, il en chassa les Romains, et établit Paris la capitale de son
royaume, l'an 508.

Pendant l'espace de six cents ans, c'est-à-
dire jusqu'au milieu du douzième siècle, le
seul accroissement que reçut Paris consiste
dans 2 ou 300 maisons éparses çà et là sur
les bords de la rivière et dans les vignes qui
couvraient la montagne Sainte-Geneviève.
Philippe-Auguste, qui naquit en 1165, aima
les lettres, accueillit et protégea les savans,
et forma le projet de réunir dans une même
enceinte une partie considérable de ces lieux
éloignés, et de couvrir de bâtimens les espaces
inoccupés; mais ce qui rend, pour nous, la connaissance de son règne importante, c'est que ce
fut lui qui, à la sollicitation de Rigord son médecin et son historiographe, fit paver les rues
de Paris. «La puanteur intolérable, dit ce dernier, qui s'élevait des boues et immondices
de la ville, était si grande qu'elle pénétrait

jusque dans le palais de nos rois, et le rendait presque inhabitable. Le roi, ajoute-t-il, prit la résolution de remédier à un mal si dangereux ; et ce prince, sans s'étonner de la difficulté de l'entreprise, ni de la dépense prodigieuse qu'elle demandait, et qui a rebuté tous ses prédécesseurs, donna ordre au prévôt de Paris, l'an 1184, de faire paver toutes les rues et les places publiques, pour en faciliter le nettoiement ; et ce qui rendit la ville beaucoup plus commode. » Un nommé Gérard de Poissy, riche financier, voulant participer à la gloire de cette entreprise, y contribua d'une somme considérable. Philippe-Auguste augmenta encore la salubrité de la ville, en faisant environner de murailles le cimetière des Innocens, et construire des halles pour les marchands qui, à cette époque, étaient épars dans la ville. Enfin, chaque prince concourut à exécuter le projet formé par Philippe-Auguste de rendre Paris une des plus belles et des plus grandes villes du monde, et chaque année le vit s'accroître et s'embellir. Dans le treizième siècle, Robert Sorbon, aumonier et confesseur de Louis IX, choisit le côté du midi pour établir ses écoles, y attira en peu de temps les gens de lettres, et y détermina l'établissement des

autres colléges. Ce concours de professeurs
dans toutes les sciences, donna le nom d'Université à ce quartier qu'on voulut, par-là, distinguer de la Cité, et de la Ville qui était la
partie construite sur la rive droite de la Seine.
Dans le quatorzième siècle, Charles V et Chár-
les VI construisirent une nouvelle enceinte.
Plus tard, c'est-à-dire sous Charles IX et
Henri III, l'argent, disent tous les historiens,
étant devenu plus commun par les profana-
tions des calvinistes, et les sommes immenses
que l'Espagne prodigua pour soutenir la ligue,
ayant répandu l'aisance parmi les particuliers,
tous s'empressèrent de faire construire des
maisons, et on ouvrit une multitude de rues.
Henri IV embellit la ville de places régulières
et décorées des ornemens de l'architecture.
Enfin Louis XIV régna, et bientôt Paris n'eut
plus d'enceinte; ses portes furent changées en
arcs de triomphe, ses fossés, comblés et couverts d'arbres, devinrent des promenades magnifiques. Ces accroissemens, et les embellis-
semens qu'elle a reçus à la fin du 18ᵉ siècle et
au commencement du 19ᵉ, ont rendu cette
ville telle qu'aucune autre aujourd'hui ne la
surpasse par la réunion de tout ce que les connaissances humaines peuvent offrir; aucune

n'ose le lui disputer en bâtimens somptueux, en industrie, en commerce, et surtout en établissemens publics, pour la propagation et les progrès des sciences en tout genre.

Tel est à peu près le résumé de tout ce qu'ont écrit les historiens sur les époques principales d'une ville que nous nous proposons d'envisager sous un rapport purement médical. Le détail des guerres, des révolutions, en un mot des événemens civils, militaires ou religieux dont elle n'a cessé d'être l'objet ou le théâtre, mérite assurément l'attention des personnes qui écrivent l'histoire, et de celles qui l'étudient ; c'est un spectacle intéressant et instructif pour la politique, la philosophie et l'humanité, de voir par quels dègrés différens elle a dû successivement passer avant d'arriver au rang qu'elle tient aujourd'hui parmi les premières villes du monde.

§ III.

Température moyenne propre à chaque mois.

Pour établir, d'une manière aussi certaine que possible, la température habituelle de Pa-

ris, et l'état ordinaire de l'air, j'ai rassemblé
les observations météréologiques faites à l'Observatoire royal, jour par jour, depuis 1796
jusqu'à 1818, et insérées dans plusieurs feuilles
périodiques, et particulièrement dans le Journal de médecine de M. Sédillot. Ayant additionné les quantités indiquées par le thermomètre et le baromètre, tant au maximum qu'au
minimum et au medium, dans chaque mois
correspondant de ces vingt-deux années, j'ai
divisé le produit de l'addition par le nombre
des mois. La même marche a été suivie pour
l'état des vents, le nombre des jours beaux,
couverts, de pluie, de vent, etc., ainsi que
pour la quantité d'eau tombée et évaporée.
Le résultat obtenu différant assez peu de l'année moyenne de M. L. Cotte, insérée dans le
Journal de MM. Roux, Boyer, Corvisart, et
établie d'après trente années d'observations sur
l'exactitude desquelles on peut compter, je
crois pouvoir le donner ici comme un terme
moyen pour chaque mois de l'année.

Janvier.

Le thermomètre (Réaumur) marque en
terme moyen, au maximum d'élévation, 8 degrés 7 dixièmes ; au minimum, 6 degrés 8 au-

dessous de zéro; au medium, 1 degré 5. Le baromètre, au maximum, 28 pouces 3 lignes 3; au minimum, 27 pouces 1 ligne 10; au medium, 27 pouces 9 lignes 8. Il y a environ 6 jours beaux, 17 couverts, 8 de nuages, 6 de vent, 9 de pluie, 5 de neige, 1 de grêle, o de tonnerre, 10 de brouillards. Il tombe 1 pouce 6 lignes de pluie, il s'évapore 8 lignes d'eau. La température est froide et très-humide.

Février.

Le thermomètre marque en terme moyen, au maximum, 10 degrés 9; au minimum, 5 degrés au-dessous de zéro; au medium, 3 degrés o. Le baromètre, au maximum, 28 pouces 3 lignes 4; au minimum, 27 pouces 3 lignes 10; au medium, 27 pouces 10 lignes 4. Il y a environ 7 jours beaux, 17 couverts, 5 de nuages, 8 de vent, 10 de pluie, 2 de neige, 1 de grêle, o de tonnerre, 10 de brouillards. Il tombe 1 pouce 1 ligne 8 de pluie, il s'évapore 1 pouce o ligne 6 d'eau. La température est froide et humide.

Mars.

Le thermomètre marque, au maximum, 13 degrés 9; au minimum, 2 degrés 3 au-dessus de zéro ; au medium, 5 degrés 4. Le baromètre, au maximum, 28 pouces 2 lignes 11 ; au minimum, 27 pouces 3 lignes 4 ; au medium, 27 pouces 10 lignes 4. Il y a environ 10 jours beaux, 12 couverts, 9 de nuage, 9 de vent, 10 de pluie, 2 de neige, 1 de grêle, 1 de tonnerre, 5 de brouillards. Il tombe 1 pouce 1 ligne 4 de pluie, il s'évapore 2 pouces d'eau. La température est froide et sèche.

Avril.

Le thermomètre marque, au maximum, 18 degrés ; au minimum, 0 degré 6 ; au medium, 8 degrés 3. Le baromètre, au maximum, 28 pouces 2 lignes ; au minimum, 27 pouces 3 lignes 5 ; au medium, 27 pouces 9 lignes 11. Il y a environ 12 jours beaux, 9 couverts, 8 de nuage, 9 de vent, 11 de pluie, 1 de neige, 3 de grêle, 2 de tonnerre, 3 de brouillards. Il tombe 1 pouce 2 lignes 7 de pluie, il s'évapore 3 pouces d'eau. La température est assez froide, assez sèche.

Mai.

Le thermomètre marque, au maximum, 21 degrés 2 ; au minimum, 3 degrés 0 ; au medium, 11 degrés 2. Le baromètre, au maximum, 28 pouces 1 ligne 7 ; au minimum, 27 pouces 5 lignes 6 ; au medium, 27 pouces 10 lignes 3. Il y a environ 9 jours beaux, 12 couverts, 10 de nuages, 8 de vent, 10 de pluie, 0 de neige, 1 de grêle, 2 de tonnerre, 2 de brouillards. Il tombe 1 pouce 10 lignes de pluie, il s'évapore 3 pouces 7 lignes d'eau. La température est froide, assez humide.

Juin.

Le thermomètre marque, au maximum, 25 degrés 2 ; au minimum, 8 degrés 4 ; au medium, 15 degrés 7. Le baromètre, au maximum, 28 pouces 2 lignes 3 ; au minimum, 27 pouces 6 lignes 7 ; au medium, 27 pouces 10 lignes 9. Il y a 12 jours beaux, 8 couverts, 9 de nuages, 8 de vent, 13 de pluie, 0 de neige, 1 de grêle, 4 de tonnerre, 2 de brouillards. Il tombe 2 pouces 2 lignes 6 de pluie, il s'évapore 4 pouces d'eau. La température est peu chaude, ou mieux douce et assez humide.

Juillet.

Le thermomètre marque, au maximum, 26 degrés 2 ; au minimum, 9 degrés 7 ; au medium 16 degrés 3. Le baromètre, au maximum, 28 pouces 2 lignes 1 ; au minimum,

27 pouces 7 lignes; au medium, 27 pouces 11 lignes. Il y a 12 jours beaux, 9 couverts, 10 de nuages, 9 de vent, 11 de pluie, 0 de neige, 0 de grêle, 4 de tonnerre, 2 de brouillards. Il tombe 2 pouces 2 lignes 3 de pluie, il s'évapore 4 pouces 8 lignes d'eau. La température est chaude et sèche.

Août.

Le thermomètre marque, au maximum, 24 degrés 5; au minimum, 8 degrés 5; au medium, 15 degrés 6. Le baromètre, au maximum, 28 pouces 2 lignes; au minimum, 27 pouces 7 lignes 2; au medium, 27 pouces 11 lignes 2. Il y a environ 10 jours beaux, 5 couverts, 7 de nuages, 6 de vent, 8 de pluie, 0 de neige, 0 de grêle, 3 de tonnerre, 3 de brouillards. Il tombe 1 pouce 5 lignes 4 de pluie, il s'évapore 4 pouces 7 lignes d'eau. La température est chaude, sèche.

Septembre.

Le thermomètre marque, au maximum, 21 degrés 7; au minimum, 3 degrés 7; au medium, 12 degrés 8. Le baromètre, au maximum, 28 pouces 2 lignes 2; au minimum, 27 pouces 5; au medium, 27 pouces 10 lignes 5. Il y a environ 16 jours beaux, 7 couverts, 9 de nuages, 8 de vent, 11 de pluie, 0 de neige, 1 de grêle, 2 de tonnerre, 5 de brouillards. Il tombe 2 pouces 4 lignes 5 de pluie, il s'évapore 2 pouces 10 lignes 4 d'eau. La température est chaude et humide.

Octobre.

Le thermomètre marque, au maximum, 10 degrés 6 ; au minimum, 1 degré 9 ; au medium, 9 degrés 2. Le baromètre, au maximum, 28 pouces 2 lignes 10 ; au minimum, 27 pouces 4 lignes ; au medium, 27 pouces 10 lignes 3. Il y a environ 8 jours beaux, 15 couverts, 9 de nuages, 9 de vent, 12 de pluie, 2 de neige, 1 de grêle, 1 de tonnerre, 10 de brouillards. Il tombe 2 pouces 0 ligne 9 de pluie, il s'évapore 1 pouce 7 lignes 10 d'eau. La température est douce, assez humide.

Novembre.

Le thermomètre marque, au maximum, 11 degrés 7 ; au minimum, 1 degré 5 au-dessous de zéro ; au medium, 5 degrés. Le baromètre, au maximum, 28 pouces 2 lignes 10 ; au minimum, 27 pouces 1 ligne 4 ; au medium, 27 pouces 8 lignes 10. Il y a environ 6 jours beaux, 18 couverts, 6 de nuages, 3 de vent, 13 de pluie, 1 de neige, 1 de grêle, 0 de tonnerre, 8 de brouillards. Il tombe 2 pouces 8 lignes 2 de pluie, il s'évapore 2 pouces 4 lignes 4 d'eau. La température est assez froide et humide.

Décembre.

Le thermomètre marque, au maximum, 9 degrés 5; au minimum, 4 degrés 2 au-dessous de zéro; au medium, 3 degrés. Le baromètre, au maximum, 28 pouces 3 lignes 10; au minimum, 27 pouces 2 lignes 6; au medium, 27 pouces 10 lignes. Il y a environ 4 jours beaux, 23 couverts, 6 de nuages, 9 de vent, 12 de pluie, 2 de neige, 0 de grêle, 0 de tonnerre, 9 de brouillards. Il tombe 1 pouce 8 lignes 10 de pluie, il s'évapore 9 lignes d'eau. La température est plus douce que froide, mais très-humide.

État ordinaire des vents.

La constitution habituelle de l'atmosphère étant, le plus ordinairement, décidée par l'état des vents, l'étude de ces derniers devient pour le médecin d'une importance réelle; car, indépendamment de l'intérêt qu'ils offrent sous le rapport des changemens qu'ils suscitent brusquement dans l'air, et qui déterminent un grand nombre de maladies ou modifient la nature de celles qui existent, leur connaissance explique la propagation des épidémies ou de toute contagion dont le principe se répand au loin dans l'atmosphère, en suivant leur direction. L'ordre dans lequel ils soufflent à Paris, peut être représenté par le tableau suivant.

	Nord.	Nord-est.	Nord-Ouest.	Sud.	Sud-est.	Sud-ouest.	Est.	Ouest.
Janvier . .	6	5	3	2	2	5	4	4
Février . .	5	3	3	4	1	6	3	4
Mars . . .	6	6	3	4	1	5	4	3
Avril . . .	6	5	4	2	1	4	3	4
Mai. . . .	6	7	4	3	5	5	3	4
Juin. . . .	6	5	5	2	1	4	2	6
Juillet . .	6	4	5	2	1	5	2	6
Août . . .	5	6	5	2	0	4	3	5
Septemb. .	4	5	3	4	1	5	4	4
Octobre. .	4	3	4	5	1	7	2	5
Novemb. .	4	4	4	3	1	6	3	4
Décemb. .	4	4	3	5	1	5	3	5

Ainsi, les vents dominans sont donc : dans janvier le nord, le nord-est, le sud-ouest; dans février le sud-ouest, le nord; dans mars le nord-est, le sud-ouest; dans avril le nord, le nord-est; dans mai le nord-est, le nord, le sud-ouest; dans juin le nord, l'ouest, le nord-est; dans juillet le nord, l'ouest, le nord-ouest, le sud-ouest; dans août le nord-est, le nord, le nord-ouest, l'ouest; dans septembre le sud-ouest, le nord-est; dans octobre le sud-ouest; dans novembre le sud-ouest; dans décembre le sud-ouest, le sud, l'ouest; d'où il suit que, pour l'année moyenne, on obtiendrait ce résultat : le nord 62 fois; le sud-ouest 61; le nord-est 57; l'ouest 54; le nord-ouest 46; le sud 38; l'est 36; enfin le sud-est est le plus rare, car il ne souffle que 12 fois.

Conséquences à déduire des diverses observations météorologiques.

Les conséquences qu'on déduira de toutes ces observations, seront certainement peu favorables pour le climat de Paris : la chaleur observée à l'ombre pendant les mois de juillet et d'août, dans les étés les plus brûlans, ne fait jamais monter le thermomètre de Réaumur au-delà du vingt-sixième, ou tout au plus au vingt-septième degré, tandis que dans les hivers ordinaires, et pendant les mois de janvier ou de février, le thermomètre descend à sept ou huit degrés au-dessous de zéro (terme moyen de la congélation); et que, dans quelques circonstances, on l'a vu descendre à quinze et même seize degrés, témoins les années mémorables de 1709 et de 1776. Il y a donc, pour Paris, un intervalle de quarante-trois à quarante-quatre degrés entre le plus grand froid et le plus grand chaud; mais cependant cette différence n'est pas ordinaire, et dans une année commune, elle n'est guère que de 29 ou 30 degrés; c'est-à-dire que la chaleur est ordinairement bornée à l'intervalle compris entre le sixième ou septième degré au-dessous de zéro, et le vingt-troisième ou le vingt-quatrième au-dessus (1). La pesanteur de l'air atmosphérique,

---

(1) On sait que, pour obtenir la température moyenne d'un lieu, il existe une méthode plus sûre et plus prompte que celle qui consiste à prendre le terme moyen de toutes les observations régulières faites durant un certain espace de temps; c'est de placer un thermomètre dans un lieu profond, inaccessible à la lumière, et où l'air ne se renouvelle que très-difficilement; quelle que soit l'époque de l'année à laquelle on le consulte, il indique constamment, à quelques fractions de degrés près, la même tem-

suite de son humidité habituelle, permet rarement au mercure du baromètre de s'abaisser à vingt-sept pouces une ligne, le fait quelquefois monter à vingt-huit pouces quatre lignes, et le maintient dans le terme moyen de vingt-sept pouces dix lignes ; c'est sans doute ce même état humide de l'air, qui, joint à l'électricité dont il est souvent surchargé, rend la chaleur si fatigante à des époques où elle n'est véritablement que modérée ; ce qui pourrait bien être dû également aux obstacles que cette multitude de maisons élevées apporte au renouvellement et à l'agitation de l'air ; les variations atmosphériques sont si fréquentes et si rapides, que ce n'est pas seulement entre deux jours qui se succèdent, qu'on peut observer une différence extrême de température, mais deux époques de la même journée diffèrent quelquefois de quinze ou seize degrés de chaleur ; c'est particulièrement dans le printemps qu'on remarque ces alternatives de chaud et de froid.

Pendant l'année entière, il n'est guère possible de jouir à Paris de plus de cent vingt beaux

---

pérature. Dans la plupart des caves de Paris, il se maintient entre 9 et 10 (Réaumur) ; dans celles de l'Observatoire, c'est entre 10 et 11 : elles sont larges et peu profondes.

jours; on en a presque constamment cent cinquante couverts, cent trente-six de pluie, et
soixante-dix de brouillards. Il faut ensuite
remarquer qu'indépendamment de ces brouillards qui sont une suite naturelle de la constitution locale de l'atmosphère, il existe, habituellement sur Paris, une vapeur très-sen-
sible, formée par les exhalaisons que fournit
la quantité prodigieuse d'hommes et d'animaux qu'il renferme, et par l'évaporation de
l'humidité des boues qui tapissent en tout
temps la plupart de ses rues. Cette vapeur habituelle qu'on distingue aisément des buttes
Montmartre et Chaumont, pendant la clarté des
beaux jours, est d'autant plus forte que les quartiers auxquels elle correspond, sont plus peu-
plés; ainsi elle forme une espèce de nuage au-dessus des tours de Notre-Dame et de Saint-Jacques
de la Boucherie; elle est moindre à l'est qui
correspond au faubourg Saint-Antoine dont la
largeur des rues principales établit de vastes
courans d'air, qui hâtent sa dispersion; et elle
est à peine perceptible vers le nord-ouest qui
correspond à la Chaussée-d'Antin; on a donc
eu raison de dire, en style figuré, que la transpiration de Paris est sensible. La grêle et la neige
sont peu fréquentes; le tonnerre ne se fait en-

tendre que 18 ou 20 fois; encore les explosions dont il est accompagné, sont-elles rarement suivies d'accidens funestes; ce qui est dû, sans doute, au grand nombre de paratonnerres qui dominent les édifices publics et beaucoup de maisons particulières. On voit assez souvent, dans l'été et l'automne, briller des éclairs, surtout au déclin du jour; on aperçoit aussi, à la même époque, quelques aurores boréales et quelques lumières zodiacales, mais elles y sont infiniment plus rares que dans certaines parties des départemens méridionaux.

La quantité de pluie qui tombe annuellement à Paris peut être évaluée à 21 pouces environ; M. Miraldi ne l'a trouvée, pendant 50 ans, que de 17 pouces 8 lignes; mais M. Cotte l'a portée, dans son année moyenne, à 22 pouces 5 lignes 10. Quelque considérable que soit réellement cette quantité d'eau, elle paraît néanmoins, au premier aperçu, n'être pas en rapport avec le nombre des jours de pluie; mais l'étonnement cesse, lorsqu'on se rappelle que les pluies sont toujours plus abondantes dans les pays chauds que dans les pays froids ou tempérés, mais que le nombre des jours de pluie est plus considérable dans les derniers que dans les premiers où les circonstances physiques, qui décident le passage à l'état liquide de l'eau vaporisée par la chaleur, sont moins fréquentes ; ainsi, par la même raison, l'été fournit en général une plus grande quantité d'eau, et l'hiver donne un plus grand nombre de jours de pluie ; c'est ce dont on peut se convaincre, en comparant sous ce rapport, les mois de décembre, janvier, février, mars, avec ceux de juin, juillet, août, septembre. L'évaporation ne dépasse que fort rarement, dans une année moyenne, 29 ou 30 pouces (1).

La température de la France, et particulièrement celle de Paris, semble avoir éprouvé, depuis une suite de siècles, une augmentation de chaleur; plusieurs faits historiques viennent confirmer l'opinion des physiciens qui ont fait cette remarque. Si on consulte, en effet, les écrivains des commencemens de l'ère chrétienne, on trouve qu'à cette époque les hivers

______

(1) On a établi en règle générale que l'humidité atmosphérique augmente proportionnellement avec la chaleur des climats : A Upsal, pays froid, il ne tombe, par année, que 15 ou 16 pouces d'eau ; à Naples, environ 36 ; mais, près des tropiques, à Charlestown, 48 à 50. Plus près de la ligne, les saisons pluvieuses offrent l'aspect d'un déluge, car il tombe, à Saint-Domingue, jusqu'à 110 et 112 pouces d'eau par an. A Londres la quantité est à peu près la même qu'à Paris.

étaient beaucoup plus rigoureux dans les diverses parties des Gaules qu'ils ne le sont aujourd'hui. La plupart des rivières, au rapport de César, y gelaient chaque hiver, et avec une force telle, qu'elles supportaient des armées entières avec les chariots et les équipages (1). Diodore de Sicile fait les mêmes remarques. Si l'on veut se convaincre de cette vérité, pour ce qui regarde directement le climat de Paris, il suffit de jeter les yeux sur les écrits de Julien, surnommé l'Apostat, et de son contemporain Amian Marcelin, qui tous deux sont entrés dans de forts longs détails à ce sujet. Julien nous dit lui-même qu'il trouvait un grand plaisir à voir les énormes glaçons qui, dans l'hiver, couvraient toute la Seine ; l'étonnement qu'il paraît manifester à la vue des soins que prenaient les Parisiens pour élever des figuiers, nous montre qu'alors le froid y était bien plus vif que de nos jours, où l'on voit peu de jardins, soit à la campagne, soit même à la ville, dans lesquels on ne rencontre des figuiers dont les fruits ne parviennent aisément à une parfaite maturité. Malgré les diverses explications qu'on

____

(1) Encyclopédie méthodique ; Médecine, article Climat.

a cherché à donner de ce changement de température, qui s'est également fait observer en Italie (1) et dans d'autres contrées, on s'accorde assez généralement à le regarder comme une suite du défrichement des terres, des abatis des forêts, du desséchement des étangs et des marais. En effet, à l'époque où Paris se trouvait encore borné par les bras de la Seine, c'est-à-dire lorsque les Romains en firent la conquête, il était presque partout environné de bois et de marais ; ces épaisses forêts que la lumière pénétrait difficilement, et ces marais que la chaleur du soleil ne pouvait dessécher, devaient singulièrement rafraîchir l'atmosphère ; d'un autre côté la plupart des terres étaient incultes ; or, on sait que tout pays bien labouré est plus chaud que celui qui est sans culture ; car la terre suit une loi commune à tous les corps : plus elle est unie, moins elle absorbe de calorique.

____

(1) Pline le naturaliste fit de vains efforts pour élever, en pleine terre, des myrtes et des oliviers dans ses jardins de Toscane, où ces végétaux croissent si librement aujourd'hui.

CHAPITRE DEUXIÈME.

HISTOIRE NATURELLE.

§ I.

Règne minéral.

LES variétés qu'offre à chaque pas la partie de la France qu'occupe Paris, les débris d'organisations anciennes qu'il renferme, les ossemens d'espèces animales aujourd'hui inconnues, qui en remplissent certains points, et dont l'aspect dénote une formation d'êtres d'une nature différente de la nôtre, rendent cette contrée une des plus remarquables, et son étude est, sous tous les rapports, digne de fixer l'attention du naturaliste et du médecin. MM. Cuvier et Brongniart n'ont pas dédaigné les recherches nécessaires pour la connaissance de ce terrain, et le résultat de leur travail, aussi curieux que celui-ci a été pénible, passe, avec raison, pour la partie la plus complète de la géographie minérale.

4*

Si on **examine** attentivement les nombreuses inégalités qui hérissent le sol qui nous occupe, on se persuade assez facilement qu'elles ne sont pas le résultat des causes qu'on regarde, en général, comme premières dans la formation des montagnes, tels que les bouleversemens intérieurs du globe, l'éruption des volcans et les tremblemens de terre. Le sol de la mer que mille preuves irréfragables attestent avoir recouvert notre contrée, s'est abaissé uniformément et sans déplacement; il était à peu près horizontal, ne présentait que de légères inclinaisons, comme le remarque Coupé (1), et sa superficie était dans la ligne horizontale des sommités de Montmartre, de Belleville, du Calvaire, de Meudon, de Montmorency, de Sanois, etc.; le sol même de ces plaines hautes était le niveau commun du pays; tout ce qui est inférieur a été excavé ainsi, pendant la lenteur des siècles, par les ravines et les courans fluviatiles qui ne cessent de charrier vers la mer. Quoi qu'il en soit de la forme de ce sol et des causes qni l'ont déterminée, MM. Cuvier et Brongniart renferment dans onze classes les sortes de terrain qui le constituent : ce sont,

---

(1) Précis géologique selon l'opinion des anciens.

1° la craie ; 2° l'argile plastique ; 3° le calcaire grossier et son grès marin ; 4° le calcaire silicieux ; 5° le gypse à ossemens et prèmier terrain d'eau douce ; 6° les marnes marines ; 7° les grès sans coquilles et le sable ; 8° le grès marin supérieur ; 9° les meulières sans coquilles et le sable ; 10° le second terrain d'eau douce, comprenant les meulières à coquilles d'eau douce ; 11° le limon d'atterrissement, tant ancien que moderne, comprenant les cailloux roulés, les poudingues, les marnes argileuses noires et les tourbes.

La craie, dont les caractères essentiels sont d'être à grain fin, assez tendre, presque toujours blanche, et de renfermer des fossiles différens de ceux du calcaire grossier, et dont le genre bélénite est le principal, est la formation ou la couche la plus ancienne. Elle forme le fond du bassin sur lequel se sont déposées les différentes sortes de terrain qu'on rencontre aux environs de Paris. Le fond de ce bassin n'est point partout uni ; il forme, dans divers points, des protubérances qui percent les terrains dont il a été recouvert, et sont, au milieu d'eux, comme des espèces d'îles de craie. Le point le plus voisin de Paris, où cette couche se montre ainsi, est Meudon ; elle n'y arrive pas directement jusqu'à la surface du sol ; mais elle n'est recouverte dans certains endroits que d'une couche mince d'argile plastique. La partie la plus élevée se voit au-dessus de la verrerie de Sèvres, où elle relève toutes les autres couches, et semble en diminuer l'épaisseur. Elle est également à peu de profondeur dans le parc de Saint-Cloud, à Bougival près Marly, et dans la plaine du Point-du-Jour au sud d'Auteuil.

La couche formée par l'argile plastique est onctueuse, tenace, renferme de la silice, mais très-peu de chaux, et recouvre presque partout la surface de la masse de craie. Elle est presque absolument infusible au feu lorsqu'elle ne contient pas trop de fer, et sert, selon les diverses qualités, à la fabrication de la faïence fine, des grès, des creusets, des étuis à porcelaine et même de la poterie rouge, qui a la dureté du grès, quand on peut la cuire convenablement. Les fossiles, tant marins que terrestres, y sont très-rares. Elle ne se montre nulle part à la surface du sol ; mais on l'exploite dans tous les lieux où elle offre des couches peu profondes, pures et continues. Il est utile de remarquer que l'argile et la craie pures sont les deux seules sortes de terrain qui soient absolument impropres à la végétation ; mais elles se montrent rarement à découvert aux environs de Paris.

La formation du calcaire grossier et de son grès coquillier marin, est beaucoup plus répandue et partout beaucoup plus variée que celle de la craie. Elle ne recouvre pas toujours l'argile immédiatement, mais elle en est souvent séparée par une couche de sable plus ou moins épaisse. A partir de ce sable, la formation calcaire est composée de couches alternatives de calcaire grossier plus ou moins dur, de marne argileuse, même de l'argile feuilletée en couches très-minces, et de marne calcaire. Ces divers bancs observent toujours une régularité dans l'ordre de superposition. Le grand plateau que forme la couche du calcaire, est sillonné par des vallons, et sa superficie est tantôt à nu, tantôt recouverte par des masses de gypse ou des nappes de sable. Si on le subdivise en plusieurs petits plateaux, on en voit un à l'est, un à l'ouest, un autre au sud, et un quatrième, qui est celui du Mont-Valérien, se dirige du sud au nord-ouest. Le premier s'étend depuis Chaillot jusqu'à Passy ; mais il paraît que cette formation, réduite à l'état de marne calcaire jaune, se continue sans interruption de l'ouest à l'est vers Montmartre et Ménil-Montant. La seconde est une bande calcaire qui s'étend depuis Bercy jusqu'à Saint-Maur, et qui se prolonge probablement jusqu'au-dessous des montagnes de Belleville, sans pourtant communiquer avec le plateau de l'ouest. Le troisième est un plateau des mieux connus, car il fournit le plus grand nombre des pierres employées pour la construction de Paris; il est percé de carrières dans une multitude de points, comprend la partie méridionale de la ville, et s'étend de l'est à l'ouest, depuis Choisy-le-Roi jusqu'à Meudon. Le quatrième, limité à l'est par la vallée de Sèvres, à l'ouest par celle de Marly, est percé, comme le précédent, d'une multitude de carrières. Enfin, il en existe encore un plateau considérable du côté de Saint-Germain.

La couche du calcaire silicieux n'est située ni au-dessus ni au-dessous de la précédente, mais sur les côtés, et semble en tenir la place dans l'immense étendue de terrain qu'elle recouvre à l'est et au sud-est. Elle est formée d'assises distinctes de calcaire, tantôt tendre et blanc, tantôt gris et compacte, et de grains très-fins de silex qui s'y est infiltré dans tous les sens et sur tous les points; ce qui rend ce terrain propre à donner , par la cuisson , une chaux d'une très-bonne qualité. Elle forme au sud-est un plateau immense qui commence, de ce côté, aux contours que forme la Marne proche de Saint-Maur , et s'étend ainsi fort au loin en s'éloignant de Paris.

Le gypse, un des exemples les plus clairs de ce que l'on doit entendre par formation , est placé immédiatement au-dessus du calcaire marin ; il est disposé en masses toujours distinctes et formant, sur les collines les plus hautes, une seconde colline allongée et conique. En les distinguant selon leur position par rapport à la Seine, on trouve sur la rive droite la colline de Belleville, qui s'étend de Nogent-sur-Marne au bassin de la Villette ; le gypse y est recouvert dans son milieu de sables argilo-ferrugineux, sans coquilles , surmontés de couches de sables agglutinées ou même de grès renfermant un grand nombre d'empreintes de coquilles marines. Se présente ensuite la butte Montmartre, qui offre l'exemple le plus intéressant de la formation gypseuse. En allant au nord-ouest on trouve celle de Sanois, non moins remarquable que la précédente. Vers le nord est le grand plateau gypseux qui forme la colline de Montmorency , dont les buttes de

Groslay, de Pierrefite et d'Écouen, semblent être la suite ; le plâtre y est peu élevé au-dessus du niveau de la plaine. La rive gauche de la Seine présente une vaste étendue de terrain gypseux. La première carrière à plâtre qu'on y rencontre, est celle de Villejuif ; viennent ensuite celles de Bagneux, Châtillon, Clamart, Fontenay-aux-Roses et Antony. En revenant vers le nord, on peut suivre la formation gypseuse jusque dans le vallon de Versailles et celui de Sèvres. Enfin se présente le Mont-Valérien, situé sur un plateau calcaire épais, très-relevé, et composé, comme les buttes de cette ligne, d'une seule masse de gypse, tandis que, dans Montmartre et les collines qui semblent en faire la suite, on en rencontre trois. Quant aux fossiles que renferme le gypse et les marnes marines qui les recouvrent, ils sont très-nombreux, et appartiennent à des animaux qui vivent actuellement dans les lacs ; preuve certaine que ce terrain a été formé dans l'eau douce.

Le sable et le grès sans coquilles sont un terrain de dernière formation ; il constitue, en totalité ou en très-grande partie, le sommet de presque tous les plateaux, buttes et collines des environs de Paris, et y supporte presque tous les bois et toutes les forêts. Ses bancs sont souvent épais et entremêlés de bancs de sable de même nature; non-seulement il ne contient point de fossiles, mais il est souvent très-pur et fournit des sables estimés dans les arts; dans ce cas, il forme des grès solides qui sont pourtant quelquefois altérés par un mélange d'argile, ou colorés par des oxydes de fer: tels sont ceux de Meudon, Montmorency, Plessis-Piquet, Fontenay-aux-Roses, etc.; ou imprégnés de chaux carbonatée qui les a pénétrés par infiltration, lorsqu'ils sont recouverts du terrain calcaire d'eau douce.

Le grès marin supérieur est la dernière formation marine: il est placé au-dessus du gypse, des marnes marines et même des grès et sables sans coquilles; tantôt c'est un grès pur, mais friable et rougeâtre, comme à Montmartre; tantôt un grès rouge et argileux comme à Romainville: il renferme des coquilles marines d'espèces variées et assez semblables à celles des bancs inférieurs du calcaire. La masse considérable de sable rougeâtre dénué de tout fossile, sur laquelle cette formation est placée à Montmartre, Romainville, Sanois, Cormeilles, etc., montre qu'elle est supérieure à celle du gypse, des grès et sables sans coquilles.

Les meulières sans coquilles forment une couche qui consiste en sable argilo-ferrugineux, en marne argileuse, verdâtre, rougeâtre et même blanche, et en meulière proprement dite; substances qui ne paraissent suivre àucun ordre dans leur superposition; la pierre que forme cette couche, se trouve en petite quantité dans beaucoup d'endroits au-dessus du sable et du grès sans coquilles; mais elle n'est abondante et remarquable que dans quelques points des environs de Paris : tels que le plateau de Meudon, la forêt des Allnets, celle de Marly. Les carrières à meules sont exploitées à ciel ouvert.

Le second terrain d'eau douce, ou le supérieur, est abondamment répandu dans nos environs. Il est composé de deux sortes de pierres: de silex et de calcaire, tantôt indépendantes, tantôt mêlées et comme pétries ensemble; le pur est ici le commun; il est blanc ou d'un gris jaunâtre, tantôt tendre et friable, tantôt compacte et solide, à grain fin et à cassure conchoïde, ne pouvant pas se laisser tailler; mais ce qui le caractérise essentiellement, c'est la présence des coquilles d'eau douce et terrestres, presque toutes semblables, pour leur genre, à celles qu'on trouve dans nos marais.

La présence de ce terrain suppose de grands amas d'eau douce dans l'ancien état de la terre, et dans les eaux, des propriétés étrangères à nos marais, nos étangs et nos lacs qui ne déposent que du limon friable ; ce terrain termine le sommet de presque toutes les collines gypseuses qu'on voit au nord. La plaine dont la partie la plus basse et la plus connue porte le nom de plaine Saint-Denis, appartient à cette formation.

Le nom de limon, que porte la dernière couche, indique un mélange de matières déposées par les eaux douces ; en effet, ce terrain est composé de sable de toutes les couleurs, de marne, d'argile, ou même d'un mélange de ces trois matières ; ce qui lui donne un aspect brun et même noir ; il contient des cailloux roulés et surtout des débris de grands corps organisés, tels que des troncs d'arbres, des ossemens d'éléphans, de bœufs, d'élans et autres grands mammifères ; il a deux positions différentes aux environs de Paris : dans la première il se trouve dans les vallées, et celle de la Seine en offre de nombreux exemples ; dans la seconde, qui est la plus rare, il existe dans les plaines éloignées des vallées actuelles, où il ne se distingue que difficilement du terrain d'eau douce, avec lequel il se confond entièrement dans quelques cas.

Telles sont les diverses sortes de terrain qui constituent notre sol ; pour avoir des détails plus précis sur chacune d'elles, il devient essentiel de consulter le savant ouvrage de MM. Brongniart et Cuvier dont notre description est extraite ; nous sommes forcés de nous en tenir à une sorte d'énumération, pour passer à l'examen d'une autre partie du règne minéral, qui a un rapport tout-à-fait direct avec la médecine-pratique.

Des eaux minérales.

Toujours prodigue dans ses bienfaits, la nature avait trop multiplié les sources minérales, et avait donné, à quelques-unes d'entre elles, des caractères trop évidens, pour ne pas fixer de bonne heure l'attention des hommes. Hippocrate, Aristote, Téopompe, Archigènes chez les Grecs, Celse, Galien, Pline, Sénèque, Horace même, et Ovide chez les Romains, nous ont laissé, dans leurs écrits, des preuves authentiques de la vertu que les anciens leur reconnaissaient : tant de siècles écoulés depuis la découverte des eaux minérales qu'on dut sans doute au hasard, n'ont fait qu'accroître le crédit dont elles jouissent ; aussi sont-elles aujourd'hui un moyen généralement usité, et figurent-elles, chez toutes les nations, parmi les armes les plus puissantes de la thérapeutique. Malgré une opinion aussi soutenue et aussi générale, on doit peu s'étonner qu'elles aient eu quelques détracteurs, quand on sait combien est forte quelquefois l'envie de décrier tout ce qui est ancien, et de le reléguer, sans examen préalable, parmi les objets accrédités par la superstition, l'habitude ou quelques préjugés. Il est vrai que les éloges exagérés qu'elles ont reçus de quelques médecins, et les cures miraculeuses qu'on attribuait à quelques-unes, tout en blàmant à outrance celles qui pourtant avaient les mêmes vertus, et sur les débris desquelles on cherchait à s'élever, ont dù inspirer une juste méfiance, et ont pu porter quelques médecins à des excès contraires ; mais, en voyant tous les jours les effets salutaires que l'art sait retirer de certaines substances minérales dont il a imprégné l'eau qui ne sert ici que de véhicule, pensera-t-on que les eaux minérales ne jouissent d'autres propriétés que de celles qui sont départies à l'eau commune, ou bien réduira-t-on, comme l'ont fait quelques-uns, tout leur effet aux bienfaits du voyage ? Si l'éloignement des lieux témoins habituels de la douleur, les charmes d'un beau site, le changement d'air, de régime, d'occupations, apportent un soulagement marqué dans un grand nombre de maladies, et secondent puissamment l'efficacité des remèdes; l'aveuglement ou la présomption pourraient seuls faire croire qu'ils les remplacent constamment avec succès. On sait qu'il n'y a pas de pays en Europe qui ne recèle des eaux minérales; mais, dans le nombre, il s'en trouve de plus favorisés que d'autres : la France paraît surtout avoir été privilégiée à cet égard, et Paris n'a qu'à se louer de la répartition qui en a été faite; il semble, par l'efficacité de celles qu'il possède, ou du moins que recèlent ses environs, que la nature ait voulu établir une compensation des maladies qui affligent ses habitans; qu'elle se soit plu, en un mot, à placer le remède à côté du mal.

L'utilité des eaux minérales ayant été constatée d'une manière irrévocable, chaque pays rechercha les siennes et les ajouta au nombre de ses richesses; cette spéculation ne devait certainement pas échapper à Paris, aussi s'empressa-t-on d'examiner avec soin toutes celles qui offraient la moindre particularité; on trouva facilement des chimistes pour en faire l'analyse, et des médecins enthousiastes, complaisans ou intéressés, pour en célébrer les vertus miraculeuses.

On prétend qu'il existait anciennement une fontaine minérale dans le jardin de M. Billet, médecin au faubourg St.-Antoine ; du moins, dit Buchoz (1), doit-on le penser d'après une lettre qui a paru en 1707, et qui en annonçait la vertu. Depuis cette époque on n'en a jamais entendu parler ; cependant, si on en croit le prospectus de M. Billet, elle méritait d'être connue et employée.

Il existe sur la butte Montmartre, vers le nord, les débris d'une fontaine dont les eaux, assez claires et bonnes pour boisson, ont la propriété de communiquer une grande amertume aux comestibles pour la préparation desquels on l'emploie ; serait-elle minérale, comme l'avait observé M. de La Hire, de l'Académie ? c'est ce dont on ne s'est jamais assuré.

On a cru découvrir à Auteuil une eau minérale ; traitée par l'évaporation elle donna un résidu dont le poids n'était guère que d'environ 1/5500 de celui de l'eau ; ce résidu con-

---

(1) Dictionnaire minéralogique.

tenait un sel qui avait beaucoup de rapport avec cette portion du sel commun qui se cristallise à froid (1). Elle est entièrement oubliée.

Enfin on a prétendu que les eaux de la petite rivière de Bièvre, dite des Gobelins, étaient essentiellement minérales, et que c'était à cette qualité qu'elles étaient redevables de la vertu de donner une couleur si éclatante aux teintures dans la fabrication desquelles on l'emploie. Mais cette eau, traitée comme la précédente, a fourni un résidu salin si peu considérable qu'il revenait à peine à 1/7700 du poids de l'eau. Que ce principe soit le motif qui les fasse rechercher pour les teintures, la chose est possible, quoiqu'elle ne soit rien moins que fort douteuse, mais il n'est pas suffisant pour mériter à ces eaux le nom de minérales.

Parmi toutes ces eaux prétendues minérales, aucune n'a été plus près du but que celle de Vaugirard. Dans le milieu du siècle dernier, le propriétaire d'une maison située au bas de ce village, découvrit dans son jardin une espèce de source dont l'eau parut produire des

____

(1) Duclos; Observations sur les eaux minérales de plusieurs provinces de France.

effets purgatifs à quelques personnes qui en burent, et il se proposa de la faire examiner. Elle le fut d'abord, en 1764, par Rouelle; à peu près à la même époque par Hérissant et Darcet; enfin, plus tard, la Société de médecine chargea MM. Poulletain de la Salle, Macquart et Fourcroy de les examiner de nouveau. Cette dernière analyse a montré que l'eau dont il s'agit ne diffère pas essentiellement des eaux de puits, et que le principe minéralisateur le plus abondant, qui est le sulfate de chaux, n'y est pas en assez grande quantité pour qu'il soit permis de lui donner le nom de minérale; car on ne doit, en médecine, donner ce nom qu'à celles qui sont imprégnées de substances minérales à un degré qui ne permette pas de s'en servir pour boisson ordinaire, et qui les rende propres à produire des effets notablement différens de ceux de l'eau commune. Telles sont celles de Passy et de Montmorency, qui le disputent aujourd'hui, avec raison, aux sources les plus vantées de la France; celles de Monlignon et de St.-Germain, qui, quoique moins, méritent cependant de fixer l'attention des médecins.

Eaux minérales de Passy. (*Ferrugineuses.*)

A quelque distance de Paris, vers l'ouest et sur la rive droite de la Seine, s'élève une colline qui, en bordant ce fleuve, s'étend depuis la promenade du Cours-la-Reine, jusque dans le parc de Boulogne. Sa hauteur est d'environ 140 pieds, ou 36 mètres au-dessus des eaux moyennes de la Seine; son sommet et sa pente méridionale sont occupés par le village de Passy. Cette exposition agréable, le beau point de vue qu'elle offre, l'air salutaire qu'on y respire, ont, depuis long-temps, fait regarder ce lieu comme un des plus agréables des environs de Paris; aussi le village est-il presque entièrement composé de maisons de plaisance décorées avec un goût recherché, et presque toutes entourées de jardins qui forment des promenades magnifiques. Les sources qui fournissent les eaux minérales de Passy ont été découvertes à des époques différentes, aussi les distingue-t-on par les noms d'anciennes et de nouvelles.

Les anciennes sortent de la terre à cent pas environ de la Seine, et forment une fontaine découverte assez profonde, à laquelle conduit un escalier en pierre. Ces eaux sont connues depuis fort long-temps, et ont été analysées plusieurs fois, entre autres en 1658, par M. de la Grive; quelques années après par Duclos; en 1700 par Lémery, et récemment par un pharmacien distingué de Paris, qui assure qu'elles éprouvent des altérations très-marquées dans les temps d'orage et les pluies continuelles. D'après ce dernier, lorsque les anciennes eaux de Passy ont été épurées, elles contiennent par pinte :

Sulfate de chaux. . . . . 25 gr. 1/4
Sulfate de magnésie. 6   1/2
Muriate de magnésie. 3   1/4
Carbonate de chaux et de magnésie. . . . . »   3/4
Muriate de soude . . . . »   1/2
Matière végéto-animale. 1   3/4
Oxide de fer. . . . . quantité inappréciable.

Cette quantité de fer a paru si peu considérable, que M. Planche a proposé d'exclure ces eaux du nombre des ferrugineuses (1) ; mais, depuis la découverte des nouvelles, les anciennes ont perdu une grande partie du crédit dont elles jouissaient, et elles sont aujourd'hui presque entièrement abandonnées.

Les nouvelles furent découvertes en 1719,

____

(1) Patissier; Manuel des Eaux minérales de la France.

à l'occasion d'un vieux puits dont les eaux
paraissaient si mauvaises, que depuis long-
temps il était négligé (1); elles furent jugées
minérales l'année suivante, par la Faculté de
médecine de Paris (2). Elles sortent de la terre
à peu près à la même distance que les premières
des eaux de la Seine, c'est-à-dire presque au bas
de la pente méridionale de la colline. Elles
ont quatre sources différentes renfermées dans
un seul regard voûté qui est placé au milieu
d'un vaste et magnifique jardin, dont la propriété appartient à M...... Elles ont l'odeur et
la saveur ferrugineuses-stiptiques communes
aux eaux ferrugineuses acidules à la classe desquelles elles appartiennent; elles sont froides et
déposent dans les bassins un sédiment jaune
orange qui pénètre même les pierres et leur
communique une couleur gris-noire. Telles
qu'elles sortent de la source, elles contiennent
par pinte, d'après M. le professeur Deyeux,
qui a consigné le résultat de son analyse dans
le Bulletin de pharmacie, n° 8, année 1809:

---

(1) Histoire de l'Académie royale des sciences, année
1720; page 43.

(2) Moulin de Margnéry; Traité des Eaux minérales
nouvellement découvertes à Passy. 1725.

Sulfate de chaux. . . . . . 43 gr.   2 mil.

Sulfate de fer au *minimum*. 17   243

Sulfate de magnésie. 22   6

Muriate de soude. 6   60

Sulfate d'alumine et de po-

    tasse 7   5

Carbonate de fer. . . . . . »   80

Acide carbonique. . . . . . »   20

Matière bitumineuse, quantité inappréciable.

Cette même eau, après avoir été exposée dans des jarres, et pendant plusieurs mois, à l'ardeur du soleil (ce qui constitue l'épuration), contient par pinte :

Sulfate de chaux. . . . . . 44 gr.   4 mil.

Sulfate de magnésie. . . . 27   7

Sulfate d'alumine et de po-

    tasse 7   6

Sulfate de fer au *maximum*. 1   207

Muriate de soude. 6   70

L'épuration produit donc des changemens sensibles, non-seulement dans la quantité, mais encore dans la nature des sels, à plusieurs desquels elle fait éprouver une véritable décomposition; et sans altérer la limpidité de l'eau, elle diminue sa saveur ferrugineuse.

Les propriétés médicales des eaux de Passy sont tout-à-fait incontestables. Naturelles, on

les emploie quelquefois avec succès, à l'extérieur, contre les ulcères dits atoniques et va-
riqueux ; mais les eaux sulfureuses sont souvent
préférables dans ces cas. Dépurées et prises à
l'intérieur à la dose de trois ou quatre verres
par jour, soit pures, soit coupées avec le
vin, mais toujours froides, elles sont avantageuses dans plusieurs maladies chroniques,
tels que les engorgemens des viscères du bas-
ventre, la chlorose ou les pâles couleurs, les diarrhées et les gonorrhées anciennes, le scorbut,
les scrophules, les flueurs blanches et un grand
nombre d'autres affections qui proviennent,
comme on le dit encore, de la faiblesse et
du relàchement des tissus; mais il ne faut
pas se dissimuler combien elles deviendraient
nuisibles, dans les cas où la sensibilité et
l'irritabilité générales ou celles d'un organe
seraient exaltées, comme dans l'histérie, la
mélancolie, la phtisie pulmonaire, etc. Des
connaissances nouvellement acquises et généralement adoptées sur l'irritation, mettent
aujourd'hui à même d'éviter un semblable
écueil. Enfin, comme l'a remarqué le docteur
Patissier (1), les eaux de Passy jouiraient

____

(1) Ouvrage cité.

certainement d'une plus grande célébrité si elles étaient plus éloignées de la capitale. Elles ne le cèdent, en effet, en rien aux sources ferrugineuses les plus vantées; et indépendamment de l'avantage qu'elles ont, de ne se troubler ou ne se corrompre hors la source, qu'après des années entières, elles ont encore celui d'être plus claires, moins froides et plus actives que la plupart des autres; cette dernière qualité les rend d'autant plus précieuses, qu'on peut aisément la modérer par l'épuration ou l'addition d'une certaine quantité d'eau commune, et qu'il est fort difficile de l'augmenter dans d'autres eaux de même nature, sans les exposer à une altération manifeste.

Eaux minérales de Montmorency.

Montmorency, petite ville, connue depuis long-temps par l'ancienne baronnie du même nom, érigée pour la seconde fois, en 1689, en duché-pairie, sous le nom d'Enghien, est située sur une colline et dans un superbe point de vue, à quatre lieues nord de Paris, une lieue et demie de Saint-Denis, et une lieue environ de la rive droite de la Seine. Le bas de la colline qui, par sa nature, semble être une suite des buttes de Montmartre, de Belleville, de Sanois, forme une vallée immense couverte de bourgs et de villages, et dont le site aussi agréable que le sol est fertile, a déterminé l'établissement de plusieurs châteaux et d'un grand nombre de maisons de plaisance. Ce qui rend cette vallée remarquable pour nous, c'est qu'on y rencontre plusieurs sources minérales, entre autres, celle qui conserve le nom d'Enghien et celle de Montlignon.

Eau minérale de Montmorency ou d'Enghien. (Hydro-sulfureuse.)

Cette eau qui, jusqu'au milieu du siècle dernier, n'avait été remarquée que par son odeur infecte, fut découverte par le P. Cotte (1), curé de Montmorency, qui en fit l'analyse et en transmit un détail succinct à l'Académie royale des sciences, l'année 1766. Cinq ans après, M. Vieillard en présenta à la même société une description qui mit tout-à-fait hors de doute sa nature sulfureuse ; il sollicita ensuite de la

______

(1) M. Cotte s'occupa constamment avec zèle et succès des progrès des sciences physiques. Il est l'auteur d'un grand nombre de Mémoires intéressans ; entre autres d'une Description médicale de Montmorency, et des tableaux météorologiques qui enrichissent le Journal de médecine de MM. Roux, Boyer et Corvisart.

Faculté de médecine l'examen de cette eau, et le rapport des commissaires nommés à cet effet parut en 1774. Le professeur Deyeux s'en occupa aussi la même année. Enfin, la Société royale de médecine chargea Fourcroy et Delaporte de l'examiner de nouveau. Le rapport de ces deux savans, imprimé en 1788, offre une analyse des plus exactes et des plus détaillées qu'on possède.

La source sortait autrefois à découvert de dessous un des piliers de la digue de l'étang dit de Saint-Gratien ; mais elle est maintenant renfermée dans un regard construit en pierre et adossé au glacis qui termine le déchargeoir de l'étang. Dans une niche pratiquée dans le fond de ce regard, on voit jaillir la source qui fournit environ 260 pintes d'eau par heure. Reçue dans un premier réservoir, et successivement dans plusieurs autres, l'eau va former un ruisseau qui porte encore le nom de ruisseau puant. Elle revêt d'une couche sèche et jaunâtre les parois des bassins et des réservoirs ; et à mesure qu'elle s'éloigne de la source, sa surface se couvre d'une pellicule grise, terne, qui, en se précipitant, enduit les pierres, les feuilles et les débris de tous les corps qui se trouvent au fond du ruisseau. Elle est claire, limpide, répand l'odeur d'œufs couvis commune à toutes les eaux sulfureuses, a une saveur fade, douceâtre et légèrement amère. Sa température est constamment de 12 degrés (thermomètre de Réaumur). Des expériences de Fourcroy et Delaporte, il résulte que cette eau contient par pinte :

Gaz hydrogène sulfuré. . . . . 14 p. cubes.

Soufre. . . . . 1 gr. 2/3

Sulfate de magnésie. 3

Muriate de magnésie. 2

Muriate de soude. . . . . »   1/2

Sulfate de chaux. 7

Carbonate de chaux. 4   1/2

Acide carbonique. . . . , . . 4

Matière extractive, terre siliceuse . . . . . . quantité inappréciable.

Cette eau jouit éminemment de toutes les propriétés départies aux eaux sulfureuses froides : à l'extérieur, c'est-à-dire en douches, en injections ou en bains, elle combat avantageusement les ulcères calleux, fistuleux et invétérés, et la plupart des maladies de la peau, telles que les dartres opiniâtres, la galle, la teigne, etc. ; à l'intérieur elle est efficace dans les cas de faiblesse générale, dans les engorgemens lents des viscères abdominaux, les pâles couleurs, la suppression des règles, les flueurs blanches, les gonorrhées anciennes, les affections herpétiques et psoriques invétérées; enfin dans les maladies chroniques de la poitrine. Mais pour peu qu'il existe quelques signes de pléthore ou d'irritation locale, il est prudent de prendre les eaux à très-faible dose, ou coupées avec le lait, ou mieux encore de s'en abstenir entièrement. L'éloignement des autres sources sulfureuses, l'altération qu'elles éprouvent toujours par le transport, l'infériorité que l'expérience assigne aux eaux minérales factices, doivent rendre bien précieuse pour la capitale une source placée dans une campagne des plus agréables et des plus fertiles, et qu'on peut avantageusement comparer, par sa nature et ses propriétés, à toutes celles qu'on range dans la même classe.

Il est bien étonnant qu'à quelques lieues d'une ville où l'on spécule absolument sur tout, on ne se soit pas aperçu que le principal motif qui ait fait négliger les eaux minérales dont nous nous occupons, était l'absence de tout établissement spécialement destiné à recevoir les malades, et à leur donner tous les soins qu'exige leur état; espérons que celui qu'on vient de former et d'ouvrir il y a un mois au plus, tirera ces eaux de l'espèce d'oubli dans lequel les a fait tomber une indifférence blâmable , et contribuera puissamment à les placer au rang qu'elles doivent occuper.

On vient de découvrir à Enghien une nouvelle source minérale, à laquelle on a donné le nom de source de la pêcherie. Au rapport de M. le docteur Diard, qui a lu , le 7 décembre 1821 , à la société de médecine-pratique , une notice relative à cette eau, il paraît qu'elle ne diffère pas essentiellment de l'ancienne eau d'Enghien ; c'est du moins ce qu'a démontré une analyse faite à l'école de pharmacie.

Eau minérale de Montlignon. (Ferrugineuse acidule.)

Le village de Montlignon, un de ceux qui occupent la vallée de Montmorency, est situé à une demi-lieue environ de cette petite ville , en allant au nord-ouest. La source minérale paraît provenir d'une montagne placée à l'est et faisant suite au côteau de Montmorency ; elle est très-récemment connue et n'a été analysée qu'une seule fois par messieurs Bauchêne , Morelot , Sédillot jeune et Bouillon Lagrange (1). Cette source ne tarit jamais,

____

(1) Journal de médecine, tome 18, page 52.

quoique Fournoy et Delaporte aient avancé le contraire dans leur analyse de l'eau d'Enghien ; elle ne gèle pas non plus et n'éprouve d'altération ni par les sécheresses, ni par les pluies abondantes. L'eau est reçue dans une espèce de bassin creusé dans le sol ; le trop plein coule par un tuyau et se rend dans un autre bassin qui est enduit d'une couche d'oxide de fer jaunâtre ; elle est plus froide que l'atmosphère, lorsque celle-ci est au-dessus de 10 degrés ; puisée à la source, elle est claire et transparente, et sa saveur est sensiblement martiale ; exposée à l'air, elle se trouble bientôt, surtout si l'atmosphère est chaude ; enfin, d'après les médecins et pharmaciens distingués que nous avons nommés plus haut, elle contient par pinte :

Carbonate de magnésie. 1 grain.
Muriate de chaux. . . 2
Sulfate de chaux. . . » 1/2 à peu près.
Carbonate de chaux. . » 1/2
Carbonate de fer. . . 2

Acide carbonique, quantité inappréciable.

Ce n'est guère que par analogie qu'on peut désigner les propriétés de cette eau, car elle n'a été encore que rarement administrée ; on juge alors qu'elle doit être tonique, légèrement détersive, diurétique, et qu'elle serait avantageuse dans quelques cas d'affection du système des membranes muqueuses et d'altération des fonctions digestives. Le site étant beau et agréable, ces eaux pourraient être fréquentées, aujourd'hui, surtout, qu'indépendamment des vivres d'excellente qualité et des appartemens proprement meublés qu'on trouve à Montmorency, cette ville, qui est à peu de distance de Montlignon, possède, comme nous l'avons déjà fait observer, un établissement propre à recevoir les malades.

Eau minérale de Saint-Germain. (Ferrugineuse acidule.)

La petite ville de Saint-Germain-en-Laye est située à quatre lieues et à l'ouest de Paris, sur la rive gauche de la Seine; sa position, son rapprochement de la capitale, sa forêt et ses jardins en rendent le séjour fort agréable. La source minérale n'est guère connue que par un rapport qu'en fit M. Chapon à la société royale de médecine, et qui fut imprimé en 1788, à la suite de l'analyse de l'eau d'Enghien par Fourcroy et Delaporte. La source est située hors de la ville, sur un côteau exposé à l'est et connu sous le nom de Terrasses ; elle sort de

terre à mi-côte, éloignée d'environ 600 pieds
de la Seine, et élevée de 130 au-dessus du lit
de ce fleuve ; elle ne tarit jamais, ne se gèle
point et n'éprouve pas plus d'altérations pendant les sécheresses que pendant la pluie et
le débordement des rivières. Son analyse, faite
sous les yeux même de Fourcroy, a démontré
qu'elle contient à peu près par pinte :

Sulfate de magnésie.   .   .   4 grains 2/3
Muriate de magnésie.   .   .   .   1/5
Sulfate de chaux.   .   .   .   2
Carbonate de magnésie.   .   2/3
Carbonate de fer.   .   .   .   2/3

Lorsque les eaux ferrugineuses-acidules sont
indiquées, la quantité peu considérable de fer
que contient celle-ci, peut la rendre très-avan-
tageuse pour des malades faibles et délicats ;
puisqu'il est quelquefois difficile de diminuer,
sans altération, la propriété ferrugineuse des
eaux qui en contiennent trop. L'expérience de
quelques médecins, et surtout des habitans de
l'endroit, a prouvé son efficacité dans quelques
hypocondries, plusieurs maladies des reins,
de la vessie, certains engorgemens, les flueurs
blanches, les gonorrhées anciennes, etc.; d'ailleurs son effet purgatif, qui est très-marqué,
doit la rendre utile dans les cas où l'on ne veut

produire qu'une légère irritation sur le tube intestinal.

§. II.

Règne végétal.

Quelques modifications que reçoivent les animaux des positions différentes dans lesquelles ils se trouvent, ils peuvent néanmoins, par une propriété désignée sous le nom de caloricité, résister à des températures extrêmes et opposées ; l'homme surtout doit à son industrie, la prérogative d'habiter indistinctement tous les points de la terre, et de se multiplier partout ; mais il n'en est point ainsi des végétaux ; manquant de ces moyens de réaction, ces êtres organisés ont une existence essentiellement liée à la nature du climat qui leur est propre, et si on parvient quelquefois à les transporter ailleurs, ils périssent dans cet exil, ou ne s'y naturalisent qu'en portant des signes apparens de dégradation. Le ricin, qui forme dans les Indes une plante de douze ou seize pieds, ou même une espèce d'arbuste, ne s'élève dans nos contrées qu'à quatre ou cinq pieds au plus. Les basilics sont devenus herbacés et très-petits en France, et pourtant ils sont ligneux aux Indes. La marjolaine et la capucine, annuelles chez nous, deviennent vivaces dans les climats situés entre les tropiques. Cette susceptibilité des végétaux, résultat de leur loco-immobilité, suivant l'heureuse expression du professeur Hallé, les dispose à recevoir une empreinte profonde de la part du climat qui les voit croître ; leurs caractères, en un mot, sont toujours dessinés sur les circonstances physiques de leur exposition : la cannelle, la muscade, la grenade, l'orange et le citron dénotent l'action constante et soutenue de la chaleur et de la lumière du soleil ; la poire, la pomme, la pèche et l'abricot donnent l'idée d'un climat tempéré. Tant il est vrai que tout s'enchaîne dans la nature ; ses ouvrages, les plus dissemblables en apparence, portent des nuances communes ; l'air, la terre, les plantes, les animaux, l'homme même, ont entre eux des rapports qu'il est impossible de méconnaître.

Le sol de Paris ou mieux le sol du département de la Seine, dont la superficie est de 160 kilomètres ou 33 lieues carrées environ, n'est pas, de sa nature, très-fertile ; le terrain en est beaucoup moins humide que pourraient le faire

présumer la fréquence des pluies et des brouillards, les faibles évaporations qui s'y opèrent,
et les contours nombreux de la Seine ; mais il
est entièrement changé par une culture soutenue, et que nulle part, sans doute, on ne dirige
avec plus de soins. L'agriculture a su trouver
une source nouvelle et inépuisable de fécon-
dité dans cette quantité prodigieuse de fu-
miers et de boues ferrugineuses que fournit la
ville ; on rencontre assez peu de ces plantes
dont le principe aromatique et odorant est
fortement prononcé, et qui sont si fréquentes
dans la Suisse et sur les Alpes. Celles qui
croissent naturellement ici, annoncent, pour
l'ordinaire, l'action modérée et souvent empêchée du soleil ; cependant, grâce aux en-
grais, on cultive aujourd'hui, avec le plus grand
succès, les plantes potagères de toute espèce ;
aussi les marais ou jardins potagers qui environnent Paris, dans presque tous les points,
en fournissent en quantité telle qu'on n'en
manque jamais, et qu'elles y sont toujours à un
prix très-modéré. Cette abondance trouvera
encore incessamment une cause d'augmentation dans l'établissement du canal Saint-Denis ;
car, indépendamment des avantages qu'il pro-
curera au commerce pour le transport des mar-

chandises, dans certaines saisons de l'année, on
pourra faire dériver de ce canal, par des saignées,
l'eau nécessaire aux irrigations des terrains environnans où se cultive une grande partie de
ces plantes potagères qui approvisionnent nos
marchés. L'art sait tirer partie des points les
plus stériles de nos environs; ceux dont la nature
sablonneuse ferait probablement ailleurs aban-
donner la culture, tels que les prés Saint-Ger-
vais, quelques parties de Belleville, Romainville, Bagnolet, etc., sont recouverts de lilas,
de groseilliers, de cassis, de rosiers; ces diverses productions trouvent dans Paris un tel débit, que les champs, ainsi ensemencés, donnent,
à surface égale, un revenu qui dépasse parfois
celui des terrains les plus fertiles des autres départemens. La pente de la plupart des côteaux
qui environnent la ville, comme ceux du Mont-
Valérien, de Belleville, de Montmorency, est
recouverte de vignes; mais, malgré le soin qu'on
a d'exposer les plantations au midi et de choisir
le terrain qui, par sa nature, se rapproche le
plus de celui des pays vignobles, les raisins en
sont très-peu sucrés; aussi les vins qu'on en
retire sont-ils d'une qualité de beaucoup inférieure à celle des vins de Mâcon, de Bourgogne, de Bordeaux; ces derniers donnent à la

distillation un tiers d'eau-de-vie , tandis que ceux de nos environs n'en fournissent au plus qu'un huitième , et sont d'une couleur peu avantageuse pour le commerce ; leur quantité d'ailleurs est si peu considérable, qu'ils se consomment sur les lieux où on les récolte ; il en entre très-peu dans Paris ; le prix des droits d'entrée dépasserait celui de leur valeur. Le froment , le seigle , l'orge , l'avoine, en général la plupart des plantes céréales sont cultivées avec soin et succès dans plusieurs plaines de nos environs ; mais le maïs ne réussit jamais. Nos arbres fruitiers nous donnent en abondance des fruits de toute espèce et de la première qualité. Parmi les arbres de haute futaie , le chêne , que Pline et d'autres écrivains nomment l'arbre des Gaules, forme à lui seul presque tous les bois et les forêts qui sont assez fréquens autour de la ville et dont nous aurons occasion de parler ailleurs. L'orme borde la plupart des grandes routes ou des avenues, et orne les boulevards. Le marronnier d'Inde , le tilleul et même l'acacia se disputent l'honneur de décorer les jardins et les promenades publiques.

Nous avons jugé convenable , et avec raison sans doute , de ne donner ici que des considérations générales sur l'état du règne végétal de Paris et de ses environs; le tableau complet des plantes qui croissent naturellement sur ce sol, a été tracé d'une manière exacte par plusieurs médecins-naturalistes. Voulant me renfermer dans les bornes d'une statistique purement médicale, je renvoie, pour l'énumération de ces plantes, à ces ouvrages, parmi lesquels on remarque particulièrement le *Botanicon parisiense* de Vaillant, les Flores parisiennes de MM. Mérat, Vigneux, Thuillier, Francœur, etc., qui les ont classés d'après les méthodes généralement admises; mais il faut avouer que le nom seul de chaque plante, auquel se sont bornés la plupart de ces auteurs, ont rendu leurs ouvrages d'une faible utilité. Il est cependant indispensable pour nous d'entrer dans quelques détails à l'égard des plantes vénéneuses.

Des Champignons.

Les champignons (cryptogamie de Linné) sont très-communs dans nos environs, et malheureusement les espèces vénéneuses y sont les plus fréquentes. Celui qu'on sert communément sur nos tables, et que l'on cultive sur couches, est l'agaric esculent (*agaricus escu-*

lentus campestris, albus superbè infernè ru-bens); il a un pédicule court, épais, plein et blanc; un chapeau hémisphérique dans sa jeunesse, et plat dans sa vieillesse; des lames d'abord rousses et couleur de chair, et ensuite brunes et noires selon son âge; il a une odeur suave (1). L'absence de tous ces caractères doit inspirer de la crainte et suffire même pour décéler les espèces vénéneuses. Parmi celles-ci les suivantes sont les plus communes.

La fausse oronge : on la rencontre dans tous nos bois; on la reconnaît à sa couleur écarlate et à quelques moucherons de peaux blanches. Bulliard la signale comme une des plus vénéneuses.

L'agaric bulbeux : on le trouve également dans les bois; plus commun que les précédens, il a une surface grise, blanche ou verdâtre, mais souvent chargée des restes du volva. On lit, dans le quatrième volume de l'Encyclopédie (médecine), un exemple d'empoisonnement qu'il a occasioné à Surêne.

L'agaric meurtrier; Bulliard l'a trouvé à Vincennes, à Ville-d'Avray, à Malherbes.

---

(1) Cadet de Gassicourt; Dictionnaire des sciences médicales, article champignon.

Justement alarmé des accidens fréquens causés par les champignons, M. le préfet de police
de la ville de Paris a chargé un botaniste d'inspecter tous ceux qui seraient apportés au
marché, de telle sorte qu'on peut faire usage
en toute assurance de ceux qui se vendent
à découvert dans les marchés, et s'abstenir de
tous ceux qui n'auraient pas passé à cet examen
préalable; car les malfaisans sont faciles à confondre avec ceux qu'il est permis de manger sans
danger. Voici les principales dispositions de
l'ordonnance rendue à cet égard, le 1er mai
1809 : « 1° Le marché aux poirées continuera
d'être affecté à la vente en gros des champignons; 2° tous les champignons, destinés à
l'approvisionnement de Paris, devront être apportés sur le marché aux poirées; 3° il est défendu d'exposer et de vendre aucun champignon suspect, et des champignons de bonne
qualité qui auraient été gardés d'un jour à
l'autre, sous peine d'amende (déterminée
par ordonnance de police du 13 mai 1782);
4° les champignons seront visités et examinés
avec soin avant l'ouverture de la vente; 5° les
seuls champignons achetés en gros au marché
aux poirées, pourront être vendus en détail,
dans le même jour, sur tous les marchés aux

fruits et légumes ; 6° il est défendu de crier, vendre et colporter des champignons sur la voie publique ; il est pareillement défendu d'en colporter dans les maisons ; 7° les contraventions seront constatées par les procès-verbaux, etc. L'ensemble de ces mesures et le soin qu'on a de ne débiter que des champignons de couche, rendent aujourd'hui excessivement rares à Paris des accidens qui sont malheureusement communs dans les provinces.

L'Arum tacheté ou Pied-de-veau.

Cette plante, qui est l'*arum maculatum* de Linné, de la famille des aroïdes de Jussieu, croît naturellement dans les haies et les bois de nos environs. On peut la confondre, au premier aspect, avec l'oseille commune. Sa racine contient un principe âcre des plus vénéneux. On la reconnaît par ses feuilles, qui ont la forme d'une flèche, sont lisses et luisantes, tandis que celles de l'oseille sont renflées vers le milieu, terminées brusquement par une extrémité, légèrement arrondies, glabres et nullement luisantes.

La Jusquiame.

C'est l'*hyosciamus* de Linné, de la famille naturelle des solanées de Jussieu. Elle croît abondamment sur le bord des chemins et des champs, dans les lieux incultes et parmi les décombres, et fleurit en juin et juillet. Elle exhale une odeur assoupissante, excède rarement cinq à six pouces en hauteur, a des feuilles d'un vert presque noir; sa racine est napiforme, épaisse, annulée, ridée; ses fleurs sont jaunâtres et rayées de noir. M. Alibert cite entre autres exemples d'empoisonnement occasionés par cette plante, celui d'un jeune enfant de l'hôpital Saint-Louis : il fut frappé de stupeur, de céphalalgie, de délire, et avait, par intervalle, des convulsions dans tous les membres et un rire sardonique.

La Belladone.

Cette plante qui appartient, comme la précédente, à la famille naturelle des solanées, est commune dans les bois qui environnent la ville; elle fournit un poison si actif, que son odeur seule cause une espèce d'ivresse et de défaillance; ses baies surtout possèdent au plus haut degré le principe vénéneux. On la reconnaît à sa tige épaisse, à ses feuilles ovales, entières et d'un vert très-foncé, et à ses fleurs axillaires, dont le bord est d'un rouge-brun. Plusieurs enfans de la Pitié s'empoisonnèrent avec les baies de cette plante, dans le Jardin des Plantes ; heureusement que Bernard de Jussieu se trouvait présent ; il leur fit prendre à tous du vinaigre, ce qui les empêcha de périr ; mais beaucoup d'entre eux restèrent long-temps malades. MM. Pinel et Alibert furent témoins d'un semblable malheur survenu à trois autres enfans qui mangèrent de ces baies dans les cours de l'hospice de la Salpétrière.

La Ciguë.

La ciguë appartient à la famille ordinaire des ombellifères ; elle est excessivement répandue dans nos environs ; on la rencontre dans la plupart des haies, au pied des murs et même dans les lieux cultivés. Elle ressemble beaucoup au persil, avec lequel on peut la confondre ; néanmoins son odeur vireuse et nauséabonde, la couleur foncée de ses feuilles, sa saveur aillacée, doivent la faire reconnaître. Les dangers fréquens qu'ont occasionés ses pro-

priétés vénéneuses dans les cas de méprises,
devraient engager à ne cultiver que le persil
frisé, *apium crispum,* etc.

*Epoque de la floraison de quelques plantes
sous le climat de Paris, d'après M. de
Lamarck.*

Janvier.

L'ellébore noir.

Février.

L'aune.
Le saule marceau.
Le noisetier.
Le bois-gentil.
Le galanthus nivalis.

Mars.

Le cornouiller mâle.
L'anémone.
L'androsace carnea.
La soldanelle.
Le buys.
Le thuya.
L'if.
L'arabis alpina.
La renoncule ficaire.
L'ellébore d'hiver.
L'amandier.
Le pêcher.
L'abricotier.
Le groseillier à ma-
　quereau.
Le pétasite.
Le pas-d'âne.
Le renonculus auri-
　comus.

La giroflée jaune.
La primevère.
La fumeterre.
Le narcissus pseudo-
　narcissus.
L'anémone ranuncu-
　loïdes.
Le safran printanier.
Le saxifraga crassifo-
　lia.
L'alaterne.

Avril.

Le prunier épineux.
Le Rhodora de Ca-
　nada.
La tulipe précoce.
Le draba verna.
Le draba aizoïdes.
Le saxifraga granu-
　lata.
Le saxifraga tridacty-
　lites.
Le cardamine praten-
　sis.
L'azarum europæum.
Le paris quadrifolia.
Le pissenlit.
La jacinthe.
L'ortie blanche.

Le prunier.
La sylvie.
L'orobe printanier.
La petite pervenche.
Le frêne commun.
Le charme.
L'orme.
L'impériale.
Le lierre-terrestre.
Le juncus sylvaticus.
Le luzula campestris.
Le cerastium arvense.
Les érables.
Le prunier mahaleb.
Les poiriers.

Mai.

Les pommiers.
Les lilas.
Le marronnier d'Inde.
Le bois de Judée.
Le cerisier.
Le faux ébénier.
La filipendule.
La pivoine.
L'erysimum alliaira.
La croisandre.
La bugle.
L'aspérule odorante.
La brione.

Le muguet.
L'épine-vinette.
La bourrache.
Le fraisier.
L'argentine.
Le chêne.
L'iris, et en général le plus grand nombre des plantes.

Juin.

Les sauges.
L'alkékenge.
Le coquelicot.
La cardiaire.
La ciguë.
Le tilleul.
La vigne.
Les nigelles.
L'heracleum sphondylium.
Les nénuphars.
La prunelle.
Le lin.
Le cresson de fontaine.
Le seigle.
L'avoine.

Le froment.
Les digitales.
Le pied-d'alouette.
L'hypericum.
Le bluet.
L'amorpha fructicosa.
Le melia azedarach.

Juillet.

L'hyssope.
Les menthes.
L'orignan.
La carotte.
La tanaise.
Les œillets.
La petite centaurée.
Le monotropa hypopithys.
Les laitues.
Plusieurs inules.
La salicaire.
La chicorée sauvage.
La verge d'or.
Le catalpa.
Le cephalanthus.
Le houblon.
Le chanvre.

Août.

La scabissa succisa.
Le parnassia palustris.
La gratiole.
La balzamine des jardins.
L'enphraise jaune.
Plusieurs asters.
Le viburum tinus.
Les coreopsis.
Les rhudbeckia.
Les sylphium.

Septembre.

Le ruscus racemosus.
L'aralia spinosa.
Le lierre.
Le cyclamen.
L'amarillis lutea.
Le colchique.
Le safran.

Octobre.

L'aster grandiflorus.
Le topinambour.
L'aster miser.
L'anthemis grandiflora, etc.

§ III.

Règne animal. — Animaux domestiques et sauvages.

Passer en revue tous les animaux domestiques que nourrit Paris ou le département de la Seine, serait ici une digression superflue; cet examen rentrerait plus directement dans les vues d'une statistique générale, comme appartenant essentiellement à l'industrie commerciale; les détails dans lesquels on pourrait entrer ici à ce sujet, n'auraient qu'un rapport trop éloigné avec l'objet de nos recherches, et ne pourraient être donnés qu'au préjudice d'un grand nombre de considérations plus importantes et surtout plus relatives à la santé des Parisiens. Nous observerons que les bœufs sont d'une espèce fort médiocre et assez impropres aux travaux de la campagne; aussi les chevaux les y remplacent dans presque tous les cas. Les vaches fournissent un lait clair, peu sucré, pour ainsi dire séreux, et d'une qualité beaucoup inférieure à celui des vaches qui paissent les pâturages de la plupart des autres départemens. Le cheval de nos campagnes, du moins celui qui en est originaire, est d'une très-petite taille, et reconnaissable surtout par sa longue crinière et la manière peu noble avec laquelle il porte sa tête; les habitans de la campagne le chargent sur le dos, et s'en servent ordinairement pour transporter à la ville les fruits, les légumes, etc. Les moutons sont au contraire d'une belle espèce; ils sont gros et portent une laine frisée dont on fait beaucoup de cas ; le commerce est redevable de ces deux avantages aux soins éclairés de plusieurs riches négocians et autres qui entretiennent dans le département des troupeanx espagnols, et facilitent le croisement de cette race avec celle de nos contrées.

Les animaux sauvages qui habitent nos bois et nos forêts sont le cerf, la biche, le daim, et le chevreuil qu'on rencontre surtout dans la forêt de Saint-Germain. Le loup, le renard, la fouine, l'écureuil y sont communs. Le sanglier se montre assez souvent, dans la forêt de Fontainebleau surtout. Le lièvre et le lapin sont considérablement multipliés dans les garennes et la plupart des jeunes taillis, etc.

Animaux venimeux.

Que d'exagération dans les écrits des anciens et les fables débitées par le vulgaire sur le nombre et les qualités malfaisantes des animaux venimeux, et que la condition de l'homme serait malheureuse si on ajoutait foi à tous ces récits mensongers ! Continuellement en proie au sentiment pénible de la crainte, son imagination serait sans cesse alarmée et ne lui représenterait, dans la plupart des êtres vivans, que des objets de terreur acharnés à le poursuivre et à le tourmenter sans relàche. Mais, grâce aux travaux et au courage des naturalistes modernes, il est permis aujourd'hui de rejeter de semblables chimères, et nous cessons d'accuser la nature de s'être plue à multiplier autour de nous tant de motifs de maladies, tant de causes de destruction.

Il en est de ce département comme de presque tous les autres points de la France; parmi les animaux réputés venimeux, un grand nombre ne le sont pas; d'autres ne le sont pas à beaucoup près autant qu'on le pense, et la plupart ne le sont que momentanément. Si on en excepte la vipère, les cantharides, les abeilles, les bourdons, les frélons et les cousins, il n'en est point qui doivent nous intimider; beaucoup, à la vérité, sont généralement en horreur; mais, n'ayant que peu ou point de venin, ils ne sont nullement redoutables; ainsi les aspics, les couleuvres, les lézards verts, les scalamandres, les crapauds, les souris, les sauterelles, les araignées, etc., rentrent dans la classe des animaux innocens; je m'abstiendrai d'en parler. Nous omettons à dessein le scorpion, car il n'habite que la partie méridionale de la France, et ne se rencontre pas ici ; du moins Geoffroy ne l'a pas consigné dans son ouvrage sur l'histoire abrégée des insectes, et il a été suivi en cela par Fourcroy (1) et par M. Walcknaer (2).

(Vipère.) La vipère commune, *coluber berus* de Linné, est assez répandue dans les environs de la capitale ; des habitans du lieu m'ont assuré l'avoir rencontrée très-souvent sur les hauteurs qui dominent les villages de Gentilly et de Montrouge, près de Bicêtre ; les gardes champêtres la voient dans les bois de Romainville, de Vincennes et de Meudon ; enfin l'observation que nous allons citer, atteste qu'elle se trouve sur la butte Montmartre. En général on la rencontre, pendant les belles matinées du printemps, sur les collines exposées au soleil. On la reconnaît à sa longueur, qui est communément de deux pieds, à sa peau écailleuse et luisante, d'un gris cendré ou roussâtre. Sur son dos s'étend une chaîne de taches brunes, disposées en deux rangées et en zizzag ; sa tête est plus large que le corps, mais ramassée en forme de grouin ; enfin elle rampe seulement sans sauter ni bondir ; ses mâchoires

---

(1) *Entomologia parisiensis.*
(2) Faune parisienne.

sont armées de dents, dont deux, plus longues
et plus dures que les autres, sont nommées cro-
chets venimeux ; pointues et creusées suivant
leur longueur, elles sont garnies à leur base
d'une vésicule dans laquelle vient se rendre
une liqueur jaunâtre, sécrétée par deux glandes
placées de chaque côté de la tête. Lorsque
l'animal mord, le venin que contient la vésicule s'échappe alors par l'action du muscle
qui sert à l'abaissement de la mâchoire supérieure, entre dans la cavité de la dent, et sort
par sa pointe pour pénétrer dans la blessure.
L'observation suivante, quoique très-connue,
trouve naturellement sa place ici ; elle donne
une juste idée des effets du venin de ce rep-
tile, et des moyens appropriés pour le combattre (1). Le 23 juillet 1747, Bernard de
Jussieu étant à herboriser sur la butte Montmartre, un de ses élèves saisit avec la main
une vipère qu'il prenait pour une couleuvre ;
l'animal irrité le mordit en trois endroits : au
pouce, au doigt index de la main droite, et
au pouce de la main gauche ; il se sentit presque
aussitôt un engourdissement dans les doigts,

---

(1) Cette observation est insérée parmi les Mémoires de
l'Académie royale des sciences, pour l'année 1747.

et ils s'enflèrent ; le gonflement gagna les mains, et devint si considérable, qu'il ne pouvait plus fléchir les doigts. Ce fut dans cet état qu'on le conduisit auprès de Jussieu : ce célèbre naturaliste avait heureusement sur lui un flacon d'eau de Luce, qui n'est qu'une préparation d'ammoniaque uni à l'huile de succin ; il en fit prendre au blessé six gouttes dans un verre d'eau, et en versa sur chaque blessure, pour servir à les bassiner et à les frotter. Quelques instans après, le malade se plaignit de maux de cœur et tomba en défaillance. On voulut faire une ligature au bras droit, qui était très-enflé ; mais Jussieu s'y opposa, et une seconde dose du même remède, prise dans du vin, fit disparaître la défaillance. Le malade demanda à être conduit dans l'endroit où il devait passer la nuit ; il y fut mené par deux personnes qui se chargèrent de lui faire prendre le remède s'il lui survenait quelque faiblesse. Il en eut effectivement deux dans la route. Étant au lit, il se trouva très-mal, donna même des marques de délire, et vomit son dîner ; mais ces accidens cédèrent à quelques nouvelles doses d'ammoniaque. Après son vomissement, il resta tranquille et dormit assez paisiblement. Jussieu, qui arriva vers les huit heures, le trouva beaucoup mieux, et seulement incommodé de l'abondante transpiration que lui avait causée le remède ; la nuit fut très-bonne. Le lendemain, les mains n'étant pas désenflées, on fit une embrocation avec l'huile d'olive, à laquelle on mêla un peu d'ammoniaque. L'effet de ce remède fut prompt ; une demi-heure après, le malade pouvait fléchir librement ses doigts ; il s'habilla et revint à Paris, après avoir déjeuné de très-bon appétit. Depuis, il a été de mieux en mieux, et s'est trouvé entièrement guéri au bout de huit jours (1).

(Les cantharides.) Les cantharides, rangées par les naturalistes dans la famille des méloés, se trouvent, quoiqu'assez rarement, dans nos campagnes ; M. Walcknaer (Histoire des insectes des environs de Paris) en décrit neuf es-

---

(1) Plusieurs médecins qui ont fait de longues et d'utiles recherches sur les poisons, particulièrement M. le docteur Paulet, pensent que l'ammoniaque est insuffisant pour le traitement de la morsure de la vipère, et veulent qu'on fasse des scarifications nombreuses et profondes, et même qu'on cautérise. Il serait d'ailleurs tout-à-fait erroné de regarder l'ammoniaque comme un spécifique ; il agit ici comme le feraient la plupart des médicamens énergiquement sudorifiques. C'est l'opinion d'un des professeurs les plus distingués de la Faculté de médecine de Paris, M. Chaussier.

pèces : la brune , la livide , l'obscure , la laté-
rale , la fulvicolle , la mélanure , la minime ,
la fauve , la bigutte. Principalement reconnais-
sables par leurs corps oblongs , leur couleur
qui est d'un vert brillant , mêlé d'une teinte
bleuâtre et dorée , par leurs antennes filiformes,
noires , etc., ces insectes exhalent une odeur
vireuse et nauséabonde , habitent sur les arbres
et les buissons, et recherchent particulièrement
le frêne , le sureau , le troëne , le saule ; j'en
ai vu quelques-unes de l'espèce brune et de la
fauve sur des ormes qui forment une des principales avenues de la capitale. Les cantharides
ne portent pas , comme on le sait , leur venin
dans un organe particulier ; elles sont elles-
mêmes tout poison , et ce poison , qui est des
plus âcres et des plus virulens , agit après leur
mort , comme pendant leur vie. Son effet ordinaire sur la peau est d'y déterminer une inflam-
mation avec des phylctènes, et de communiquer
une action bien marquée sur les voies urinaires.
Les topiques émolliens et les dessicatifs calment
les effets extérieurs ; on s'oppose aux désordres
intérieurs par des boissons mucilagineuses , le
petit-lait , les bains et même assez souvent la
saignée.

（ Les abeilles , les bourdons , les guêpes , les

frélons.) Ces divers insectes ailés sont assez communs, surtout dans les lieux où l'on cultive beaucoup de plantes à fleurs odorantes. Les abeilles sont élevées avec soin et succès dans beaucoup d'endroits ; mais leur éducation est ici un objet de curiosité plutôt qu'une spéculation de commerce ; le miel qu'elles fournissent est tout-à-fait inférieur en qualité et même en quantité à celui que nous recevons de plusieurs endroits, et notamment de Narbonne ; quoi qu'il en soit, les piqûres de ces quatre insectes diffèrent assez peu entre elles ; à une douleur vive succède le gonflement de la partie affectée ; cependant celles des guêpes et des frélons entraînent des douleurs plus cuisantes, et peuvent avoir des suites plus graves, puisqu'on les a vues déterminer des inflammations violentes, des gonflemens énormes avec desquammation de la peau. Chercher à retirer l'aiguillon enfoncé dans les chairs ; prévenir les accidens inflammatoires par l'eau froide ou quelqu'autre résolutif ; les combattre par les antiphlogistiques, quand ils sont développés ; telle est la conduite à tenir dans de pareilles circonstances.

(Les cousins.) De tous les insectes incommodes à l'homme, aucun n'est plus fâcheux que celui qu'on désigne vulgairement sous le nom de cousin (*culex*). Sur la fin des beaux jours, on les voit souvent ici tomber sous forme de nuage et produire des ravages considérables ; attirés, comme le remarque M. Amoreux (1), par l'odeur de notre transpiration, ils savent toujours faire choix des peaux les plus fines et les plus délicates ; aussi nos dames qui quittent la capitale pour habiter la campagne des environs, ont toujours la préférence sur les habitans du lieu. M. Alibert cite, à cette occasion, l'exemple d'une jeune et sans doute jolie dame de Paris, qui fut obligée de quitter Arcueil, tant elle y était journellement assaillie par ces animaux ; un prurit violent, la rougeur de la partie, quelquefois même un état érysipélateux, ce qui arrive surtout lorsque, comme c'est le plus ordinaire, on se gratte avec force, sont les effets les plus fréquens de leurs piqûres ; on les arrête en lavant la partie avec de l'eau simple ou imprégnée de quelques sels, du vinaigre, de l'eau de Goulard ou quelque corps mucilagineux.

---

(1) Essai sur les insectes de la France, réputés venimeux ; travail couronné par l'Académie de Lyon, en 1788.

CHAPITRE TROISIÈME.

EXAMEN GÉNÉRAL DES CAUSES PRINCIPALES QUI PEUVENT AVOIR UNE INFLUENCE MARQUÉE SUR LA SALUBRITÉ DE PARIS.

§ I.

Des causes qui dépendent des localités elles-mêmes.

CONDAMNÉ à souffrir, dès le premier pas qu'il fit dans la carrière de la vie, l'homme dut éprouver de bonne heure le besoin de s'unir à son semblable; tel était, sans doute, le vœu de la nature, et cette association, quoi qu'en disent quelques déclamateurs, ne fut probablement que le résultat d'une détermination naturelle de l'esprit; mais avouons que ce pressentiment, ou mieux cette prévoyance instinctive, ne guida pas favorablement les premières sociétés dans le choix de leurs habitations. Les motifs qui les déterminèrent à se fixer sur un point de la terre, plutôt que sur tel autre, furent toujours étrangers à la salubrité : au berceau de la civilisation, comme aujourd'hui, l'homme se montra plus jaloux de posséder beaucoup que de vivre long-temps et de vivre en santé, et s'empressa de saisir tout ce qui lui offrait l'apparence d'une jouissance prompte, au mépris d'un danger certain mais éloigné. La salubrité du lieu ou la fertilité du sol ne furent assurément pas les considérations auxquelles cédèrent les premiers hommes qui se fixèrent ici; que pouvait, en effet, leur offrir d'avantageux, sous ces deux rapports, une ile fangeuse de cinq cents toises environ de longueur, entourée de toutes parts de marais, de montagnes et de forêts, un terrain qui, malgré un grand nombre de siècles d'une culture soignée, n'a pas cessé d'être ingrat? N'est-il pas plus vraisemblable qu'ils furent séduits par les avantages que leur présentait la Seine, soit pour assurer leur indépendance, en les mettant à même de résister à une invasion ennemie, soit pour exploiter une branche quelconque d'industrie, et établir des rapports commerciaux avec leurs voisins; un navire que, de temps immémorial, Paris eut pour symbole, un temple consacré à Isis, déesse de la navigation, et dont le nom est resté au lieu qui contenait le collége de ses prêtres, et qui termine encore aujourd'hui, sous forme de village, l'extrémité de l'un des faubourgs de la ville, semblent du moins ne laisser aucun doute sur la validité de cette opinion.

(La Seine.) Quoi qu'il en soit des motifs qui ont attiré et fixé des hommes sur les bords de la Seine, ce fleuve prend sa source entre Saint-Seine et Chanceux dans le département de la Côte-d'Or, et traverse celui auquel elle donne son nom du sud-est au nord-ouest. A une lieue environ au-dessus de l'endroit où elle entre dans Paris, elle reçoit les eaux de la rivière de Marne, sans que sa largeur en soit augmentée, et à quatre cents toises au-dessous, celles de la Bièvre ou rivière des Gobelins ; elle se divise bientôt pour former trois îles, l'île Louvier la plus petite et qui est inhabitée ; l'île Saint-Louis et celle Notre-Dame ou la Cité qui est la plus grande, et occupe le centre même de la ville dont elle fut le noyau. En quittant Paris qu'elle a partagé en deux parties inégales, celle du nord étant la plus considérable, la Seine se dirige directement au sud, en formant une courbure dont la convexité regarde le nord, change de nouveau de direction pour former une courbure inverse à la première, parcourt ainsi quatre lieues en revenant sur elle-même, c'est-à-dire vers le nord, puis, au moyen d'un troisième coude, elle reprend sa direction première pour entrer dans le département de Seine-et-Oise et terminer son cours dans celui de la Seine inférieure où elle s'embouche dans la Manche. Ce fleuve, dont le cours est assez rapide, est partout navigable, circonstance inappréciable qui le rend une des bases essentielles du commerce qui se fait à Paris, dont presque toutes les provinces deviennent alors tributaires. La hauteur moyenne de ses eaux est estimée à cent deux ou trois pieds au-dessus du niveau de la mer. Le terrain qui forme les côtés de son bassin, est assez relevé pour garantir les terres voisines des ravages des débordemens, et ceux qui les habitent du danger des inondations.

Si l'on fait application à la ville de Paris de tout ce qui a été écrit sur les conditions requises pour la salubrité des habitations, on n'hésitera pas à regarder comme nuisible le voisinage de la Seine, et d'attribuer entièrement à ce fleuve la fréquence des brouillards qui couvrent parfois la ville, et l'humidité constante de l'air qu'on y respire ; mais on sera garanti de cette prévention défavorable, en observant que les brouillards sont aussi fréquens, aussi épais, et paraissent en même temps aux extrémités de la ville les plus éloignées de la Seine, que dans l'île Saint-Louis et la Cité ; que l'hygromètre ne dénote guère plus d'humidité sur les quais que partout ailleurs ; que les maladies chroniques n'y sont pas plus fréquentes, et que la marche des affections aiguës n'y est nullement ralentie. On peut donc établir, en règle générale, que l'influence des rivières sur la salubrité des habitans est subordonnée à la rapidité de leur cours et à l'étendue de l'horizon de la contrée qu'elles arrosent ; que, si celles dont le cours est lent et le lit très-superficiel, comme la Saône, permettent une immense évaporation, celles qui roulent leurs eaux avec rapidité, dans un lit profond et un bassin découvert, outre les avantages communs qu'elles offrent sous le rapport du commerce et de l'agriculture, deviennent une des causes qui contribuent le plus au renouvellement de l'atmosphère des villes qu'elles traversent, en agitant et en entraînant sans cesse les masses énormes d'air qui recouvrent leur surface.

(Inégalités du terrain environnant.) En parlant de la position même de la ville, nous avons observé qu'indépendamment des fréquentes inégalités dont se trouve hérissé le sol sur lequel elle repose directement, elle était dans presque tous les points dominée par des monticules ou des montagnes.

La plus remarquable de ces collines est la butte Montmartre, probablement ainsi nommée du nom du dieu Mars qui y avait un temple; elle est située au nord de Paris et presque continue avec le terrain élevé qui forme l'extrémité du faubourg qui porte son nom. Sa forme est à peu près conique, cependant elle est plus étendue de l'est à l'ouest, que du nord au sud; l'élévation du mercure (dans le baromètre) la montre haute de 397 pieds au-dessus du niveau de la mer, et de 289 au-dessus des eaux moyennes de la Seine, c'est-à-dire du zéro du pont de la Tournelle; elle est séparée du Mont-Valérien par la vallée de la Seine; des buttes de Sanois, d'Orgemont et de Cormeilles, par la plaine Saint-Denis; de la butte Chaumont, par un isthme étroit dans lequel arrive le canal de l'Ourcq, et se trouve placé le bassin de la Villette; elle est occupée par un fort joli village, et sa hauteur y a déterminé la construction d'un télégraphe et l'établissement d'une grande quantité de moulins; elle est remarquable par ses carrières de plâtre, et, dans son étude minéralogique, on peut, en quelque sorte, faire celle de tout le terrain gypseux des environs de Paris.

Vers le nord-est se présente la butte Chaumont, qui se continue, avec les faubourgs de ce côté, par les villages de Belleville, de Ménil-Montant et de Charonne; elle est la moins élevée des quatre collines principales qui dominent la ville, car elle n'est guère que de 112 mètres ou 340 pieds au-dessus des eaux moyennes de la Seine; mais elle est remarquable en ce qu'elle occupe, dans le sens de son plus grand diamètre qui se dirige du nord-ouest au sud-est, un espace qui s'étend depuis le bassin de la Villette où elle est séparée de Montmartre, jusqu'auprès de Fontenay-aux-Bois, et elle se perd insensiblement en approchant de la rive droite de la Marne, formant ainsi, par la partie qui se prolonge à l'est, un segment de cercle irrégulier dont la concavité regarde la partie orientale de Paris, duquel elle se trouve alors séparée par Charonne, la Pissotte, Montreuil et même Vincennes.

Sur la rive gauche de la Seine, mais à une lieue et demie de Paris, s'élève le mont Valérien, vulgairement nommé le Calvaire, d'une congrégation qui, sous Louis XIII, se fixa sur cette montagne pour rétablir le culte de la croix. Sa hauteur est d'environ 136 mètres au-dessus des eaux moyennes de la Seine. Il se présente sous la forme d'un côteau dont le sommet est conique, mais dont la base est allongée de l'est à l'ouest; le bas de celle de ses pentes qui regarde le sud-est est occupé par le village de Surènes; son côté correspondant au sud diminue insensiblement et va joindre la butte Meudon, par l'intermède des hauteurs de St.-Cloud. Ce côteau est presque entièrement couvert de vignes qui, par l'exposition de la plupart d'entre elles, produisent des vins assez bons, comparativement à ceux qu'on retire de plusieurs autres points des environs de Paris.

Enfin, le plus élevé de tous ces côteaux est celui de Meudon; il est situé à deux lieues sud-ouest de Paris, dont il est séparé par les plaines de Grenelle, de Vaugirard, et la seconde courbure que forme la Seine après sa sortie de la ville; il est aussi séparé du Calvaire par les buttes de Sèvres et de St.-Cloud. Sa hauteur, prise au rez-de-chaussée du château, est estimée, d'après M. Dubuisson, à 181 mètres au-dessus de la Seine, et 194 au-dessus du niveau de l'Océan. Ce côteau est plus étendu du nord-ouest au sud-ouest que dans aucun autre sens, et il occupe, dans cette direction, un espace considérable. Celle de ses pentes, qui regarde le nord-est, est presque entièrement couverte d'arbres de haute futaie, et le bas en est occupé par les villages de Meudon, de Clamart, d'Issy, etc.

Ces diverses collines ne paraissent guère influer sur la salubrité de Paris qu'en modifiant la direction des vents, et en mitigeant la force de leur impulsion; elles ne sont pas susceptibles de priver ses habitans des bienfaits du soleil, n'étant pas assez rapprochées pour en arrêter ou en concentrer les rayons, ou les réfléchir avec trop de force; cette réflexion est surtout empêchée par la culture générale de tous leurs points. Elles retiennent cependant les vapeurs qui s'élèvent de la ville, ou retardent leur prompte dispersion, fixent et concentrent celles qui se forment au-dessus, et contribuent par-là pour quelque chose à la formation des brouillards, la fréquence des pluies, en un mot à l'humidité de notre atmosphère.

·(Forêts et Marais.) L'emplacement qu'occupe aujourd'hui Paris était, dans l'origine première de cette ville, entièrement couvert de bois et de forêts qui occupaient même une très-grande partie de ses environs; son accroissement a nécessité la destruction du plus grand nombre de ces plantations, et il n'en reste maintenant que quelques-unes; encore sont-elles à une grande distance, et occupent-elles une assez faible étendue de terrain; les plus remarquables sont les bois de Vincennes, de Romainville, la forêt de Bondy, et celles qui recouvrent la butte Meudon et ses alentours. Les reproches que parfois on a faits à ces diverses plantations, d'ajouter à l'humidité de notre atmosphère, en exhalant sans cesse des vapeurs aqueuses, pourraient être avantageusement contestés : presque entièrement formées de chênes; placées, pour la plupart, sur la pente des collines; éclaircies, dans toutes les directions, par des contre-allées qui sont devenues d'agréables promenades, elles doivent, au contraire, puissamment concourir à la salubrité de la ville, en absorbant les vapeurs méphitiques qui s'en dégagent continuellement et qu'elles remplacent par une égale quantité d'oxygène. Si tant de causes se réunissent pour vicier l'air qu'on respire ici, comme dans toutes les autres grandes villes, conservons donc avec soin les moyens que la nature elle-même a disposés pour le rendre plus pur et plus salutaire. La plupart des habitans de Passy, de Chaillot et du quartier du Gros-Caillou, ont dû remarquer que la destruction du bois de Boulogne, que les soldats des puissances alliées transformèrent en camp, en 1815, a rendu les vents d'ouest plus communs et même plus violens.

Les collections d'eau stagnante sont très-rares dans un rayon de deux lieues aux environs de la capitale. Les inégalités du sol, la nature sablonneuse d'une partie de sa surface, l'abatis des forêts qui les entretenaient dans les lieux bas, l'éveil donné aux autorités locales sur les dangers de leurs émanations dont plusieurs ouvrages modernes ont décrit les ravages, sont autant de motifs qui rendent compte de cette circonstance favorable. Les terres que la Seine a successivement déprimées en se fixant, ne sont pourtant pas toutes exemptes d'inondations; témoins celles qui ont eu lieu récemment dans les plaines de Maisons et de Creteil qui occupent, au sud-est, l'angle formé par la réunion de la Marne à la Seine. Les fièvres endémiques qui, à diverses époques, succédèrent à ces inondations, ne se renouvelleront sans doute plus, grâce à la vigilance active du conseil de salubrité qui, consulté à cette occasion, s'y transporta plusieurs années et indiqua les moyens d'assainissement convenables.

8*

§ II.

Des causes propres à la ville, et qui peuvent influer sur sa salubrité.

S'il est vrai qu'il existe encore quelques hommes qui, victimes des préjugés populaires ou séduits par d'absurdes déclamations, s'obstinent à douter des bienfaits de la médecine et de son influence sur les progrès de la civilisation, qu'on expose à leurs yeux le nom des hommes qui, depuis un siècle, ont le plus contribué au renouvellement des sciences naturelles en Europe, et presque partout ils y rencontreront des médecins. N'est-ce pas, en effet, à Lavoisier, Fourcroy, Guyton de Morveaux, Morellot, Vauquelin, etc., que la chimie doit ses plus belles découvertes, et le degré de perfection où elle est aujourd'hui; et que serait la botanique sans Linné, Tournefort et les de Jussieu, etc.? Les premiers, par l'analyse de l'air, l'étude de ses propriétés et des substances qui peuvent l'altérer, ont été conduits à la découverte des moyens désinfectans réellement efficaces; l'on sut, dès-lors, assainir les lieux les plus infects, et l'on vit diminuer considérablement le nombre des maladies endémiques et des épidémies qui, avant cette époque, affligeaient et dévastaient périodiquement plusieurs contrées. L'impulsion que les travaux de ces médecins ont donnée à la chimie, a été telle, que, par le seul secours de cette science, nous avons trouvé répandues sur notre sol des productions que nous ne tirions qu'à grands frais de l'étranger. Les seconds, en posant sur des bases solides l'étude et la connaissance des végétaux, ont fourni des armes puissantes à la médecine pratique, rendu d'importans services aux arts; et, en perfectionnant l'agriculture, ont prodigieusement augmenté le nombre des substances alimentaires, et assuré, par ce moyen, la subsistance d'une population que diverses circonstances dépendantes également des progrès de la médecine, entre autres de la découverte de Genner, tendent sans cesse à augmenter.

Ce fut donc une époque bien mémorable, que celle où l'homme, reconnaissant enfin qu'il avait trop long-temps confié à son imagination la recherche des vérités réellement utiles à son bonheur, et pressentant qu'il lui serait plus facile de les trouver parmi les objets sur lesquels il lui était permis d'exercer ses sens, renonça à l'enthousiasme des discussions théologiques, de la métaphysique et de la poésie, pour s'appliquer à des choses plus sérieuses, à l'étude des sciences exactes; et ce qu'il y a de glorieux pour la médecine, c'est d'avoir non-seulement contribué à la plupart des découvertes importantes dont peut se glorifier cette époque, mais d'avoir cherché à faire de toutes une application immédiate aux besoins les plus pressans de l'homme, sa conservation et sa santé!

Il était bien naturel que le théâtre de la plupart de ces heureuses innovations, le foyer d'où jaillissaient tant de lumières, que Paris, enfin, reçût la première part des bienfaits qui devaient être la suite inévitable de ces institutions nouvelles. Quelle différence, en effet, entre la position ancienne de cette ville et l'aspect qu'elle offre aujourd'hui! Au lieu de ces rues étroites et infectes, de ces maisons obscures, on ne rencontre, presque partout, que des maisons élégantes et des rues qui permettent à l'air de circuler librement. Les places publiques ne ressemblent plus, comme autrefois, à des culs-de-sac irréguliers destinés à recevoir les immondices; agrandies dans tous leurs sens, décorées de monumens qui attestent nos succès dans l'architecture, offrant partout l'aspect le plus régulier, elles semblent aujourd'hui disposées pour servir de réservoir à l'air pur. Nous ne sommes plus empoisonnés par les exhalaisons infectes et l'odeur cadavéreuse qui s'élevaient naguère d'un cimetière placé au centre même de la ville; grâce à la philanthropie du baron de Breteuil, au zèle et aux lumières de Vicq-d'Azyr, de Thouret, il a été changé en une place vaste, décorée d'une superbe fontaine et ouverte à un commerce actif. Débarrassés des bâtimens gothiques qui les surchargeaient encore il y a vingt ans, les ponts permettent aujourd'hui au courant d'air qui traverse la ville d'un bout à l'autre, et que le cours de la rivière tend sans cesse à renouveler, d'emporter au loin avec lui les vapeurs et l'air vicié des rues qui aboutissent aux quais. Enfin, la multiplication des fontaines publiques, la construction de nombreux égouts, l'établissement de marchés vastes et couverts, la translation hors de la ville des abattoirs, des manufactures et ateliers qui répandaient une odeur insalubre, sont autant de travaux utiles dont peut se glorifier le siècle où nous vivons, et qui ne font pas moins honneur aux magistrats qui les ont fait exécuter, qu'à ceux qui, les premiers, en ont fait sentir le besoin; mais, lorsque nous examinerons en détail chacun des quartiers de cette immense cité, nous verrons qu'il existe encore beaucoup de changemens à faire, car le bien ne marche jamais dans une progression aussi rapide que le mal, et les meilleures institutions sont presque constamment soumises à des lenteurs.

(Du rapport des maisons entre elles.) Lorsqu'on pense que, sur une surface de terrain de sept lieues au plus de circonférence, vivent près de huit cent mille hommes, on se persuade bien aisément que leurs habitations doivent être extrêmement élevées, et les distances qui les séparent peu considérables ; c'est, en effet, ce qui arrive à Paris, et l'on peut assurer, malgré les jardins et les promenades publiques qui occupent pour le moins un seizième de l'étendue de la ville, que nulle part autant d'hommes ne se trouvent réunis dans un tel espace. De l'entassement des maisons et de leur excessive élévation, il résulte nécessairement que le soleil ne pénètre que peu de temps dans quelques rues, qu'imparfaitement dans d'autres, et jamais dans la plupart, et que, dans les rez-de-chaussées, on est encore dans l'obscurité, tandis que le soleil est déjà fort avancé sur l'horizon. On peut regarder cette privation des rayons du soleil comme une cause réelle de l'humidité de la ville, et de la quantité prodigieuse de boue qui tapisse ses rues : deux motifs essentiels de son insalubrité. Parmi les médecins qui exercent dans les grandes villes, il n'en est en effet, sans doute, aucun qui n'ait été à même d'observer que les individus qui, par état, restent dans des lieux bas et obscurs, tels que les portiers, certains ouvriers, les personnes même qui, quoique dans l'aisance, habitent les rez-de-chaussées des rues étroites et sombres, sont la proie des fièvres dites intermittentes, du scrophule, du scorbut, des hydropisies, des douleurs arthritiques et rhumatismales, etc., et d'une infinité d'autres maladies qui, pour caractère principal, ont, comme on l'a dit jusqu'à présent, un relâchement dans les solides. Cette influence désastreuse de l'obscurité prolongée sur le corps vivant, se fait particulièrement ressentir chez les enfans; manquant d'un stimulus général aussi énergique que celui de la lumière, leur système absorbant acquiert une prédominance maladive, et tous les tissus blancs deviennent le siége de gonflemens véritablement inflammatoires, et qu'on a jusqu'ici désignés sous le nom d'engorgemens atoniques, et sous celui, plus bizarre encore, d'empâtemens ; état entièrement analogue à l'étiolement des plantes. Cette obscurité continuelle et l'humidité qui l'accompagne toujours, sont à Paris la cause principale des affections scrophuleuses, c'est-à-dire du rachitis, du carreau, des tumeurs blanches, qui sont si fréquentes parmi les enfans de toutes les classes, et notamment parmi ceux des individus qui, au mépris d'une hygiène purement instinctive, les entassent pêle-mêle dans ce qu'on nomme les arrière-boutiques. Plusieurs observations recueillies dans divers quartiers, m'avaient, depuis long-temps, tellement frappé de cette vérité, que je la jugeai susceptible de développemens importans, et en fis le sujet de ma thèse inaugurale. Mais si l'on avait quelque doute sur la cause première de la détérioration qu'offre la constitution des personnes qui vivent dans l'obscurité et l'humidité constantes, que, par analogie, on examine en détail l'altération que subissent les plantes qui végètent à l'ombre : on les voit pousser des tiges longues, effilées, sans consistance, couvertes de nodosités ; leur écorce est spongieuse et inégale ; leurs feuilles sont d'un vert pâle ; leurs fleurs sans odeur et décolorées ; leurs fruits, quand ils en produisent, sont aqueux, d'une saveur

aigre ou fade , et n'arrivent jamais à leur parfaite maturité. Rapprochons maintenant de ce
tableau le teint blême, la mollesse des chairs,
le larmoiement continuel, les membres arqués,
le ballonnement du ventre, l'apathie complète
des enfans qui vivent dans quelques rues de la
capitale, et de cette ressemblance parfaite, on
restera convaincu du rôle important que joue
la lumière sur les phénomènes de la vie, quels
que soient les êtres chez lesquels on l'examine,
et de son indispensable nécessité pour l'entretien de cet équilibre parfait entre les diverses
fonctions, de cette harmonie qui constitue
l'état de santé. Cette proposition deviendra
surtout évidente pour quiconque observera
l'attrait qu'a la campagne pour l'habitant des
villes populeuses : ce n'est pas l'espoir d'un
simple agrément qui, le dimanche, entraîne le
Parisien hors de la ville, mais un besoin, une
nécessité d'aller, dans un air plus pur et une
lumière plus vive, retremper les ressorts d'une
machine qu'avaient affaiblie six jours employés
au travail dans des ateliers obscurs. Qui n'a
d'ailleurs remarqué la décoloration que subissent tout-à-coup les individus qui quittent
les provinces pour habiter la capitale ? Certainement c'est bien ici l'effet d'une lumière

moins vive, et on ne saurait l'attribuer à la température, puisque les habitans du nord éprouvent, aussi bien que ceux du midi, cette espèce de
métamorphose. On conçoit facilement les modifications que la circonstance défavorable dont
il s'agit ici, doit faire subir aux maladies à la
plupart desquelles elle imprime un caractère
de lenteur bien manifeste, et les malades se
trouvent constamment bien dans ces cas, de
quitter leur domicile pour habiter un lieu sec
et éclairé (1). Une grande partie des inconvéniens que je viens de signaler disparaîtra nécessairement à la longue, puisque, dans les cas
de vétusté ou de simples réparations des maisons, les propriétaires sont tenus de les reculer
pour se conformer au plan d'alignement nouvellement arrêté pour Paris, et qu'une ordonnance royale de 1783 fixe la hauteur des mai-

____

(1) Un séjour à Lyon m'a prouvé que ce qui était applicable, sous ce rapport, à Paris, l'était à la plupart des
grandes villes; et, en parcourant la Savoie, je me suis,
par ma propre observation, confirmé dans l'opinion que
j'avais déjà émise, que la privation des rayons du soleil et
l'humidité qui en est inséparable, sont les causes essentielles auxquelles on doit attribuer l'aspect particulier de
quelques maladies des habitans de plusieurs points de cette
contrée, leur insouciance, leur apathie, en un mot leur
dégradation totale.

sons à soixante pieds, pour celles en pierres, dans les rues de trente pieds de largeur ; et quarante-huit pieds, pour celles en bois y compris le comble ; déjà quelques quartiers construits d'après ces règlemens, offrent, comme nous le verrons bientôt, toutes les conditions favorables à la salubrité.

(Examen particulier des maisons.) La construction des maisons est encore ici bien loin de compenser les vices attachés à l'étroitesse des rues et à la mauvaise direction de la plupart d'entre elles ; si on excepte les édifices publics et un très-petit nombre de maisons particulières sur la construction desquelles on a établi des règles, l'architecture semble, de tout temps, avoir tout sacrifié pour l'œil, et oublié que l'élégance des formes et les règles de la symétrie ne sont que des objets secondaires qui doivent être subordonnés aux intérêts de premier ordre, tels que les besoins de la santé.

Presque toutes nos maisons sont construites avec des pierres d'une très-mauvaise qualité : appartenant à la formation du calcaire grossier et de son grès coquillier marin, la troisième des couches qui forment notre sol, cette pierre offre l'aspect d'une craie dure, d'un blanc-jaune, qu'on retire d'un grand nombre de carrières exploitées aux environs de la ville, et qui est susceptible de se déliter facilement en absorbant l'humidité de l'atmosphère ; aussi dans les saisons pluvieuses, voit-on l'eau suinter de tous les murs pour la confection desquels on l'a employée. Comme cette pierre est la seule qu'on puisse se procurer, en assez grande quantité, pour les constructions, on préviendrait les inconvéniens qui sont la suite inévitable de l'humidité qu'elle transmet, et particulièrement des affections artrhitiques et rhumatismales qui sont si fréquentes, en ayant la précaution de faire revêtir l'intérieur de tous les appartemens d'une couche épaisse de plâtre blanc, ou de boiseries dont on préviendrait la détérioration, en laissant entre elles et le mur un intervalle de quelques pouces. Dans les quartiers populeux on construit encore, avec des lattes, de la chaux et quelques moellons provenant d'anciennes démolitions, des maisons qu'on élève même de quatre et cinq étages ; les lattes et autres légers bois de charpente qui font la base de ces murs, pourrissent aisément, et ce genre de construction est dangereux, autant par son peu de solidité, que par la facilité que, dans les incendies, il donne aux flammes de se propager. Malgré la surveillance que la police de salubrité exerce sur les constructions , les écroulemens sont assez fréquens , mais ils proviennent, en général, rarement d'un défaut des murs qui forment les façades des maisons ; les propriétaires étant forcés aux réparations nécessaires , attendent d'autant moins qu'on les y contraigne, qu'ils peuvent, à peu de frais, masquer les défectuosités de ces maisons , et donner à un assez grand nombre d'entre elles une apparence de valeur et de propreté que réellement elles n'ont pas. Les écroulemens sont le plus souvent le résultat des dispositions et des réparations que chacun croit, fort mal à propos , avoir le droit de faire à son gré dans l'intérieur de sa maison ; de nombreux accidens, survenus à différentes époques et particulièrement cette année, déterminèrent M. le préfet de police à renouveler un arrêté réglementaire du 23 brumaire an XII , qui prescrit des mesures relatives à la sûreté et à la solidité des constructions dans l'intérieur des propriétés particulières. Cet arrêté enjoint à tous les propriétaires qui auraient à faire exécuter , même hors de la voie publique, dans l'intérieur de leurs bâtimens , des travaux de grosses constructions ou grosses réparations, telles que des voûtes de caves , fouilles , excavations , etc. , seront tenus d'en faire préalablement, et trois jours au moins avant de faire commencer les travaux, la déclaration au bureau de la grande voirie de la préfecture de police, et d'indiquer les noms des entrepreneurs et ouvriers qu'ils prétendent employer auxdits travaux, et les noms des architectes chargés de les diriger; faute par les propriétaires, architectes, entrepreneurs et ouvriers de faire la déclaration dans le délai prescrit, ils seront garans et responsables de tout événement, condamnés à l'amende prononcée par le règlement et tenus à tous dommages et intérêts publics ou privés. Au reste le Dictionnaire de police, le recueil complet des ordonnances de police rendues depuis l'établissement de la préfecture, le Dictionnaire de Voirie par Perrot et d'autres ouvrages analogues, contiennent les règlemens relatifs à cet objet.

Nulle part on n'est plus qu'à Paris dominé par la funeste habitude d'habiter trop tôt les maisons nouvellement construites : la faculté que vous accordent les propriétaires de disposer et de décorer les logemens à votre gré ; le prix modéré qu'ils mettent, en général, à la première location (se réservant le droit de l'augmenter ou de vous congédier au bout de six et même de trois mois) , sont sans doute les motifs qui entretiennent ce dangereux usage. Les effets éminemment insalubres produits par l'humidité naturelle de ces habitations et les vapeurs qu'exhalent les peintures nouvelles , sont , à Paris , constatés par des exemples si nombreux , qu'on a tout lieu de s'étonner qu'il n'existe aucune ordonnance positive qui proscrive de telles habitations avant des époques déterminées par la nature des matériaux employés à leur confection, et la saison dans laquelle elles ont été achevées. Un reproche que mérite assurément l'architecture moderne, c'est de donner trop peu de hauteur aux plafonds des appartemens et trop peu de largeur , soit aux fenêtres , soit aux portes des allées ; les unes et les autres, dans cette condition, sont nuisibles, en ne permettant pas le renouvellement de l'air dans une ville où un ménage entier habite souvent la même pièce ; les allées étroites et obscures deviennent surtout dangereuses , en ce qu'elles servent d'entrepôt aux ordures de toute espèce, exhalent, par cela même , une odeur repoussante , et que dans les cas d'accidens , par exemple d'incendie, elles retardent les secours convenables et ne permettent pas leur libre développement.

Cet examen des portes et des allées nous conduit naturellement à souhaiter que les architectes préposés par le gouvernement pour l'inspection des constructions nouvelles, soient investis du droit de faire disposer d'une manière plus convenable, les loges des portiers ; la plupart de ces loges, notamment dans les quartiers populeux, sont tout-à-fait disproportionnées au nombre des individus qu'elles doivent contenir ; leur humidité et leur obscurité rappellent assez bien aujourd'hui l'aspect des logemens que, dans le siècle dernier, on réservait à quelques malfaiteurs.

Ce qui devient encore un obstacle au renouvellement de l'air et à l'accès de la lumière dans les logemens de plusieurs quartiers, c'est l'habitude qu'ont quelques individus de garnir leurs croisées de ces plantes dites sarmanteuses; d'autres élèvent même dans des pots des arbustes qu'on rentre chaque soir : or, on sait que pendant la nuit les végétaux, au lieu de dégager, comme pendant le jour, de l'oxygène, absorbent ce gaz, donnent de l'acide carbonique, et contribuent à rendre impropre à la respiration l'air des chambres dans lesquelles on les laisse séjourner pendant la nuit : plusieurs médecins exerçant à Paris depuis long-temps, m'ont assuré avoir souvent reconnu les suites funestes de cette pratique. Ne pourrait-on pas se plaindre, sans paraître ridicule, du peu d'attention qu'on met à préserver les passans, de la chute des pierres, des tuiles, ardoises, dans les cas de construction ou de réparation des maisons ; les étrangers sont étonnés, et avec motif, que dans une ville telle que Paris, on achète, pour ainsi dire, le droit de blesser ou d'assommer les passans, au prix d'une croix de bois suspendue à une corde, au-devant d'une maison qu'on veut reconstruire ou réparer ; les accidens qui arrivent à chaque instant, dans les rues les plus fréquentées, et dont l'inspection des registres des hôpitaux peut constater la fréquence, devraient engager les autorités à ne permettre aucune espèce de construction, sans un échafaudage qui prévînt tout danger. Une imperfection des réglemens de la petite voirie, qui, toute légère qu'elle paraisse, mérite cependant d'être notée, et qui l'a déjà été par un des membres du conseil de salubrité près la préfecture de police (1), c'est l'absence

____

(1) M. Marc. Ce médecin s'occupe, avec le zèle de la philanthropie la plus éclairée, des secours à donner aux

d'un décret qui enjoignît aux propriétaires de conduire les eaux pluviales jusqu'au pavé, au moyen de tuyaux fixés le long des maisons; on éviterait alors, pendant les averses, le dé-sagrément de ces douches insalubres et in-commodes qui vous inondent tout-à-coup et qu'on ne peut souvent éviter qu'en se précipi-tant sous les chevaux ou sous les voitures. Enfin, pourquoi la sûreté des piétons et la libre circulation qu'exige le commerce, réclament-elles, depuis si long-temps, la construction de trottoirs sur les deux côtés des rues les plus commerçantes de Paris, telles que celles Saint-Denis, Saint-Martin, Saint-Honoré, Mont-martre, Montorgueil, etc. ? Nous avons mille fois servi de modèles aux Anglais par d'utiles institutions, n'eussions-nous pas dû déjà les imiter dans cette précaution d'un intérêt aussi général ? Je n'entrerai dans aucun détail sur la propreté des rues : les ordonnances, qui sont de temps à autre renouvelées ou publiées, ne

---

noyés, blessés ou asphyxiés, de la surveillance desquels il est spécialement investi. Déjà le local de la Morgue a été distribué plus convenablement, et les secours publics ont reçu de lui des améliorations dont le tableau des cas de submersion qu'il donne chaque année prouve toute l'im-portance.

laissent rien à désirer à cet égard ; quant à la salubrité intérieure des habitations, je m'abstiendrai également de passer en revue toutes les causes qui peuvent la compromettre ; je remarquerai seulement que si l'autorité ne peut étendre jusque-là sa surveillance, le médecin doit être averti que la malpropreté qui résulte des diverses occupations domestiques dans des logemens trop étroits pour le nombre des personnes qui les habitent, et que l'odeur insalubre de certaines matières qu'on y travaille, sont, dans plusieurs quartiers, la cause assez fréquente des maladies qui affligent la classe ouvrière, et bien plus souvent encore la classe indigente ; ce qu'attestent les registres des bureaux de charité de chaque arrondissement. Les ordonnances consignées dans le traité de la police du commissaire Lamarre, contiennent, sur cet objet, les réglemens les plus sages.

De l'influence des arts et métiers sur la salubrité de la ville.

De quel sentiment pénible n'est pas pénétré le philosophe qui réfléchit à quel prix nous avons acheté les avantages de la vie sociale, et à combien de milliers d'individus les plus simples de nos jouissances coûtent journellement la vie ? Ne semble-t-il pas , en voyant la plupart des ouvriers qui exploitent certaines branches d'industrie , ne fournir que la moitié de la carrière ordinaire de la vie , qu'il soit de la destinée de l'homme de trouver sa destruction dans les causes même de son existence ?

Mais l'influence meurtrière de certaines professions ne se borne pas exclusivement sur les personnes qui les exercent. L'odeur et les vapeurs de tout genre qui s'élèvent d'un grand nombre de fabriques ou d'ateliers , portent sur les habitations voisines leur action incommode et pernicieuse , et c'est là , sans doute , une des causes principales de l'impureté de l'air qu'on respire dans les grandes villes , et conséquemment de leur insalubrité. Bien convaincus que l'intérêt particulier doit toujours être subordonné à l'intérêt général , loi première et fondamentale de toute association politique , les anciens avaient eu la sage précaution d'établir des ordonnances très-sévères sur l'admission au sein des villes de tout ce qui pouvait , d'une manière quelconque , devenir une cause d'infection : dans des temps plus modernes on se relâcha prodigieusement de ces utiles réglemens , et, vers la fin du siècle dernier , on voyait encore , au mépris des anciennes lois sanitaires et des plaintes continuelles des citoyens qui s'en trouvaient endommagés , les arts les plus malfaisans passer impunément de la campagne et des faubourgs , dans l'enceinte même de la capitale (1). Cette partie si importante de l'administration publique (hygiène publique) devait nécessairement recevoir le plus grand jour des progrès récens des sciences physiques , et fixer toute l'attention du gouvernement à une époque où il fut permis au peuple de faire éclater de justes plaintes et de réclamer ses droits. La première classe de l'Institut , sur la question faite par le ministre de l'intérieur , si les manufactures qui exhalent une odeur désagréable peuvent être nuisibles à la santé , fit , dans sa séance du 26 frimaire an XIII , un rapport duquel émana , par la suite , le décret du 15 septembre 1810. En traçant toutes les formalités administratives à suivre , lorsqu'on veut former un établissement d'industrie , ce décret divise en trois classes les ateliers et les manufactures , selon leur degré d'incommodité ou d'insalubrité : la première

____

(1) Fodéré ; Médecine légale , troisième partie, chap. 3.

classe comprend ceux qui doivent être éloignés des habitations particulières; la seconde, ceux dont l'éloignement n'est pas rigoureusement nécessaire, mais dont il importe néanmoins de ne permettre la formation qu'après avoir acquis la certitude que les opérations qu'on y pratique sont exécutées de manière à ne pas incommoder les propriétaires du voisinage, ni à leur causer des dommages; dans la troisième classe seront placés les établissemens qui peuvent rester sans inconvénient auprès des habitations, mais qui doivent rester soumis à la surveillance de la police.

Le Conseil de salubrité, dont la création date du 6 juillet 1802, chargé de discuter et de résoudre les questions que l'hygiène publique fournit à l'administration préfecturale, s'occupe sans relâche des moyens de rendre moins insalubres et même moins incommodes les nombreux ateliers qui existent dans la capitale. Déjà, par exemple, les cheminées fumivores permettent de tolérer dans les villes plusieurs genres d'ateliers qui répandaient autrefois une fumée épaisse, sinon insalubre, du moins très-incommode. Dans l'examen particulier de chaque quartier, nous noterons les genres d'ateliers ou de manufactures qu'on y rencontre en plus grand nombre, et l'on pourra déjà pressentir les maladies qui doivent y être les plus fréquentes, et le caractère particulier de quelques-unes d'entre elles. Mais espérons que des observations recueillies dans les dispensaires, par les médecins de ces utiles établissemens, et des travaux assidus du Conseil de salubrité, sortiront, d'une part, un tableau exact et détaillé des maladies des artisans ; de l'autre, une hygiène spécialement applicable à cette classe si intéressante de la société ; car de combien, en effet, les progrès récens des sciences physiques n'ont-ils pas laissé en arrière les ouvrages de Juncker, de Bonnet, de Bartholdi et de Ramazzini (1)!

(Des Voiries.) Des divers emplacemens

---

(1) Nous nous empressons d'annoncer que pendant le temps qu'a nécessité l'impression de cet ouvrage , M. le docteur Patissier a rempli une grande partie de la lacune que nous venons de signaler, en publiant, d'après Ramazzini, un traité des maladies des artisans, et de celles qui résultent des diverses professions. L'auteur y indique, avec autant de clarté que de précision, les précautions que doivent prendre, sous le rapport de la salubrité publique et particulière, les administrateurs, manufacturiers, fabricans, chefs d'ateliers, artistes, et toutes les personnes qui exercent des professions insalubres..... Paris, 1 vol. in-8° ; chez Baillière, rue de l'École-de-Médecine, n. 16.

autrefois destinés à servir d'entrepôt à la vidange des fosses d'aisance de la ville, il ne reste aujourd'hui (année 1821) que celui de Montfaucon ; la voirie dite de l'Enfant-Jésus, située au sud, fut supprimée en 1781. Celle de Montfaucon occupe, au nord de la ville, à peu de distance des murs de l'enceinte extérieure, sur l'extrémité de la butte Chaumont qui regarde l'ouest, un terrain dont l'exploitation de plusieurs carrières a rendu la surface fort inégale. Cette position de l'entrepôt des matières fécales d'une ville aussi populeuse, est-elle la plus favorable ? L'examen du tableau des vents, inséré page 42, décide de suite pour la négative ; car le vent du nord est un de ceux qui soufflent le plus fréquemment pour nous. Or, il n'est aucun écrivain qui, s'étant occupé de médecine administrative, c'est-à-dire d'hygiène publique, n'ait appuyé sur la nécessité de placer tous les foyers d'infection sur un point directement opposé au vent le plus fréquent ; à moins cependant que la disposition d'un local plus convenable ne force à les fixer derrière une montagne qui puisse abriter la ville des émanations infectes dont se trouve chargé le vent régnant. Cette circonstance favorable se rencontrait bien autrefois, pour le

local dont il s'agit; mais elle n'existe plus depuis que, malgré les conseils des commissaires de la Société royale de médecine, consul-
tée à ce sujet, en 1786, on a permis l'exploitation d'une partie de ce terrain, et facilité,
par ce moyen, la destruction de divers monticules dont se trouvait hérissé le côté de la
butte Chaumont, qui regarde le midi. Si les réclamations journalières des habitans du cinquième arrondissement, surtout de ceux des faubourgs St.-Martin et du Temple, et l'attestation
des médecins de l'hôpital St.-Louis qui n'est
qu'à quelques pas de là, n'étaient pas des
preuves certaines de l'incommodité et du dé-
sagrément qu'occasione l'odeur qui leur vient
de la poudrette de Montfaucon; il suffirait,
pour s'en convaincre, de se promener, pendant le souffle du vent du nord, sur les boulevards St.-Denis, St.-Martin et du Temple, et
surtout de rester un instant près de la fontaine
Bondy, d'où, par le moyen d'un horizon découvert, on aperçoit l'extrémité de la butte
Chaumont. Ainsi donc, puisque des raisons
particulières qui sont, sans doute, l'unifor-
mité et l'humidité du terrain, son voisinage
de la Marne et de la Seine, s'opposent entièrement à la translation de la voirie dont il est

question, au sud-est où elle serait indubitablement mieux, si on n'a égard qu'au vent, puisque celui qui nous vient de ce côté est le plus rare ; et si, d'autre part, quelques motifs arrêtaient ou retardaient l'exécution des bassins de vidange qu'on établit dans la forêt de Bondy, pour remplacer ceux de Montfaucon, il faudrait qu'on défendît l'exploitation des carrières de ce dernier lieu ; qu'on ne permît l'étalage des matières qu'on veut dessécher, que sur la pente exposée au nord, et que, dans tous les cas, on environnât l'emplacement de murs élevés et d'une plantation d'arbres. Ces précautions hygiéniques sont d'autant mieux requises, qu'aux motifs majeurs d'infection qui résultent du dépôt des matières fécales à Montfaucon, s'en joignent d'autres non moins forts, provenant de l'écarrissage, de la boyauderie, et de divers établissemens insalubres formés dans le voisinage, et qu'il serait utile de réunir sur un seul point.

(Des Cimetières.) Persuadés que le voisinage des morts ne peut être que préjudiciable aux vivans, les anciens avaient l'attention d'éloigner les corps morts de l'enceinte des villes, et de les enfouir profondément dans des lieux consacrés par la religion. Tous les

peuples qui avaient la coutume de l'inhumation, s'accordaient en cela : les lois romaines (1),
les décrets des conciles de différentes églises (2),
les statuts de nos rois l'avaient expressément
ordonné. Pendant les premiers siècles qui sui-
virent sa fondation, Paris ne dérogea point à
une loi aussi sage et aussi généralement suivie,
mais cessa de s'y conformer lorsqu'érigé en
ville capitale, il vit ses habitans franchir les
limites que formait naturellement la Seine, et
étendre leurs habitations du côté du nord qui
offrait, à cette époque, l'emplacement le plus
vaste et le plus commode. Le cimetière des
Innocens fut dès-lors renfermé dans le sein de
la ville, et cet abus subsista pendant plus de
dix siècles, quoiqu'à différentes époques, quelques philanthropes, magistrats ou médecins
affranchis de préjugés, élevèrent la voix pour
en faire sentir les suites funestes (3). Mais quels

______

(1) *Hominem mortuum, in urbe ne sepelito, neve usito.*
Cicero, de legibus.

(2) *Civitas non est mortuorum sed vivorum.* Gervais de
Cantorbie.

(3) Hoffman Christ. Gottfr. *Diss. de cœmeteriis ex urbe
tollendis.* 1629.

— Nimptsch ; *de Sepulchris ad viam publicam.* 1721.

— Alberti ; *de Sepulchrorum salubri translatione extra
urbem.* 1743.

exemples n'a-t-on pas de l'insuffisance des conseils les plus sages et des réclamations les plus justes ? Le peuple juge trop souvent sa propre expérience seule compétente ; et tant qu'elle n'eut pas manifestement prononcé, il traita de chimériques les craintes qu'on cherchait à lui inspirer ; ce ne fut que lorsque divers accidens survinrent dans le voisinage, et que l'odeur qui incommodait toute la ville, chaque fois qu'on ouvrait cette terre saturée de cadavres, eurent suffisamment et au-delà confirmé la réalité du danger, que le Parlement de Paris défendit l'inhumation dans l'intérieur de la ville, et ordonna l'établissement de plusieurs cimetières hors de ses faubourgs, pour être communs à toutes les paroisses de cette grande cité. Cet arrêt, dont l'exécution date du 1er décembre 1780, ne remédia qu'à une partie du mal. L'infection de plusieurs caves du voisinage par les vapeurs méphitiques qui s'échappaient de quelques fosses sépulchrales, fit sentir la nécessité d'une exhumation complète. Malgré la difficulté d'un pareil travail et les réclamations auxquelles il donna lieu de la part du vulgaire, l'extraction de tant de corps qu'on y entassait depuis plus de mille ans, s'est faite en très-peu de temps ; ce qu'il y eut de remarquable surtout, c'est que la santé publique ne courut aucun danger, et que les yeux de la multitude ne furent choqués par aucun spectacle horrible ou indécent.

Le cimetière de Clamart, également placé dans l'enceinte des murs de la ville, sur la ligne qui sépare la partie sud du sud-est, vient aussi d'être fermé. Par cette sage mesure, on a prévenu les accidens qui pouvaient résulter un jour des inhumations faites dans un emplacement qui, indépendamment de sa position *intrà-muros*, offrait l'inconvénient d'être situé sur les bords d'une rivière, dans un lieu bas et trop uniforme, à la proximité de plusieurs hôpitaux, et sur un point qui trouve déjà malheureusement tant de causes d'insalubrité dans les diverses branches d'industrie qu'on permet d'y exploiter.

Les cimetières aujourd'hui destinés au service de la ville, sont : celui du père Lachaise, placé à l'est, sur la pente de la partie de la butte Chaumont qui se prolonge de ce côté; celui de Vaugirard, au sud-ouest, immédiatement au sortir de la ville, et à l'entrée du village dont il porte le nom; et celui de Montmartre, vers le nord.

Les nombreuses inégalités du terrain qu'occupe le premier (anciennement cimetière du Mont-Louis), et qui en restreignent l'étendue ; sa position sur une hauteur qui permet la prompte dispersion des miasmes, les nombreuses plantations d'arbres qui l'environnent de toute part, sont autant de motifs qui le font regarder comme offrant, au plus haut degré, toutes les conditions requises. Ne serait-il pas cependant permis de blâmer ici le genre de construction adopté pour les tombeaux destinés à la sépulture d'une famille entière ; ils offrent, en général , l'aspect de caves souterraines dont l'entrée, pratiquée sous forme de niche , sur les flancs des hauteurs, laisse tout-à-fait à découvert douze, quinze et même vingt fournaises successivement placées les unes au-dessus des autres, pour recevoir les dépouilles mortelles. Non-seulement ce genre de construction s'éloigne entièrement de ce caractère noble et simple que réclame l'architecture dans de tels monumens ; mais cette disposition peut encore devenir dangereuse en ce que, quelque soin qu'on mettra à cimenter le côté libre de chaque cercueil, les cadavres transmettront trop directement à l'atmosphère les miasmes délétères, suite de leur décomposition , et qui perdent la plus grande partie de leur activité en saturant la terre, quand ils en sont de toute part environnés. Le Conseil de salubrité (1) reproche à la police des cimetières un abus d'un autre genre, c'est de réunir dans un même enclos les sépultures communes et particulières, et cherche, en signalant cette disposition vicieuse, à prévenir le spectacle barbare et indécent que nécessite la recherche d'un corps inhumé depuis long-temps , et qu'on veut transporter dans un terrain particulier.

§ III.

Observations hygiéniques propres à chacun des douze arrondissemens municipaux, et aux quarante - huit quartiers qui forment la ville de Paris.

Dans la description générale de la ville, nous avons remarqué que sa vaste enceinte est coupée en deux parties inégales par la Seine qui la traverse de l'est à l'ouest, et entretient ainsi, dans la direction de son plus grand diamètre, un courant d'air propre à renouveler sans cesse

____

(1) Compte rendu des travaux pendant l'année 1819.

l'atmosphère. Mais indépendamment de cette division naturelle, et de celle qui résulte de la présence des boulevards de l'intérieur, interposés entre les faubourgs et la ville proprement dite, Paris est partagé, à raison de l'administration publique, en douze arrondissemens, eux-mêmes formés par quatre sections ou quartiers. Chaque arrondissement, ayant sa mairie, forme, pour ainsi dire, une ville distincte; et il offre des différences notables, par rapport à son sol, à son exposition, à sa salubrité, à sa population, aux classes variées de ses habitans, aux occupations auxquelles ils se livrent, à leur genre de vie, à leur état de richesse, d'aisance ou de misère, et aux établissemens et bâtimens publics ou particuliers existant dans chaque quartier.

Premier et deuxième arrondissemens.

Ces deux arrondissemens composés : le premier, des quartiers du Roule, des Champs-Élysées, de la place Vendôme et des Tuileries; le second, de la Chaussée-d'Antin, du Palais-Royal, de Feydeau et du faubourg Montmartre, forment, sur la rive droite de la Seine, l'un la totalité du nord-ouest, l'autre la plus grande partie du nord de la ville, dont la place Dauphine peut être regardée comme le centre. Ils occupent ainsi un espace carré, allongé de l'ouest à l'est, et renfermé dans deux lignes, dont l'une, partant de la barrière de Passy, irait, en formant une partie des limites de la ville, aboutir à la barrière Poissonnière ; tandis que l'autre, partant du même point, longerait les quais jusqu'au Louvre, puis remonterait obliquement vers le nord pour se terminer vers la première. Le point qui sépare ces deux arrondissemens est représenté par une autre ligne qui, de la barrière de Clichy, se rendrait à la place du Palais-Royal, mais formant, près de sa terminaison, un angle rentrant dans le premier arrondissement.

(Premier arrondissement.) Les quartiers du Roule et de la place Vendôme sont dans la position la plus salubre. Ceux des Tuileries et des Champs-Élysées renferment un magnifique jardin, une promenade immense et bien plantée, de vastes places, des rues larges et bien percées, et des maisons élégamment construites. Néanmoins, comme cet arrondissement, dont les habitans, au nombre de 52,421, sont pour la plupart dans l'aisance, est généralement situé sur un terrain bas et sablonneux, un très-grand nombre des caves sont remplies d'eau à l'époque du débordement de la Seine. Il reçoit facilement presque tous les rhombes de vents, excepté celui du nord, qui se trouve un peu dévié par la butte Montmartre. Les vents d'est et du sud n'y arrivent qu'après avoir balayé une partie de Paris. Tout donne lieu d'espérer qu'on cessera bientôt d'y être incommodé par l'odeur infecte que transmet la voirie de la Pépinière, emplacement destiné à servir d'entrepôt aux boues de la ville : des mesures ont été prises, dit-on, pour la transporter dans un lieu plus convenable ; la proximité de la caserne de la Pépinière et de l'hôpital Beaujon exige impérieusement leur prompte exécution.

(Deuxième arrondissement. --- Chaussée-d'Antin.) La partie de la ville placée au-delà des boulevards, compris entre la Magdelaine et l'entrée du faubourg Montmartre, et généralement connue sous le nom de Chaussée-d'Antin, est le quartier de Paris le plus récemment construit. Abrité de la froidure des vents du nord par la butte Montmartre, placé sur la pente de cette montagne et des hauteurs qui l'avoisinent, à peu de distance des plus belles promenades, il est, à ne pas en douter, un des plus agréablement situés ; aussi est-il habité par les classes les plus riches. La salubrité résultant de la position même du lieu semblerait être le seul motif qui ait séduit les personnes qui les premières l'ont couvert d'habitations, si la présence des boulevards de la première enceinte (boulevards de l'intérieur) ne paraissait indiquer aussi qu'elles ont eu pour but essentiel de se soustraire au bruit des quartiers populeux, et d'éviter les vapeurs qui s'élèvent de toute part des ateliers qu'ils renferment. Disons-le cependant à la gloire de notre siècle, dans la construction de ce quartier le génie de l'architecture est venu s'éclairer au flambeau de la physique; l'étalage du luxe, pour cette fois, est devenu une source de bonheur, et l'opulence a contribué à la santé publique. Les maisons, en effet, offrent, indépendamment de leur élégance, toutes les conditions requises pour la salubrité. Les rues sont alignées, et ont partout la largeur, la direction et la pente convenables; aussi permettent-elles le libre renouvellement d'un air dont les jardins qui entourent la plupart des habitations, tendent sans cesse à entretenir la pureté. On remarque cependant que la partie de la Chaussée-d'Antin qui avoisine les boulevards de l'intérieur n'est pas entièrement exempte d'humidité. Cet inconvénient n'est pas le résultat de la position des lieux, comme on l'a pensé jusqu'à présent; mais il dépend de ce qu'à une époque dont l'éloignement est tout-à-fait inappréciable, le terrain qu'ils occupent a été traversé par un bras de rivière, qui a déposé dans la direction de son cours une énorme quantité de sable susceptible de se laisser facilement pénétrer par les eaux qui filtrent à travers les terres environnantes, pendant les saisons pluvieuses. La connaissance de cette disposition géologique eût prévenu les frais excessifs que nécessitèrent les travaux entrepris pour donner à la nouvelle salle de l'Opéra le degré convenable de solidité. C'est sur un terrain à peu près de même nature qu'est construit l'édifice de la Bourse; aussi ses caves, comme celles du voisinage, sont-elles extraordinairement humides.

Que le médecin qui veut observer les maladies des artisans, évite soigneusement le quartier que nous venons de décrire. Aucune maladie populaire n'y exerce ses ravages; car, dans la construction des habitations, toutes les dispositions ont été prises pour détourner de l'idée de l'établissement d'aucune espèce d'atelier. Mais, comme les maladies nerveuses y sont devenues endémiques, c'est un champ qu'ex-

ploitera toujours avec succès le nombreux troupeau des élus de Mesmer, un théâtre où le
docteur Pomme eût recueilli des observations
précieuses et dignes, sous tous les rapports,
d'enrichir son Traité des vapeurs.

Le faubourg Montmartre diffère assez peu
du quartier précédent; cependant il est dans
une position moins avantageuse. Les maisons,
quoique peu élevées et ornées de jardins, ne
sont point aussi élégamment construites, et
contiennent chacune un plus grand nombre
de ménages. Ce quartier ne reçoit directement
que le vent d'ouest, et celui du sud n'y arrive
qu'après avoir traversé toute la ville. Les rues
qui approchent des boulevards intérieurs ont
très-peu de pente; mais de nombreux égouts
ont détruit la mauvaise odeur qu'y produisait
autrefois la stagnation des eaux des ruisseaux.
L'extrémité opposée de ce faubourg contient
un assez grand nombre de maisons mal construites, qui forment le domicile de la plupart
des journaliers employés aux différentes carrières qu'on exploite à Montmartre et dans les
lieux environnans. L'atmosphère empoussiérée
dans laquelle vivent continuellement ces ouvriers, les prédispose aux irritations des voies
respiratoires, et un grand nombre d'entre eux

succombe à des phthisies pulmonaires et laryngées.

Les quartiers de Feydeau et du Palais-Royal sont habités, en majeure partie, par de riches commerçans; les rues y sont belles, et les maisons bien bâties, mais généralement trop élevées. On n'y reçoit que des vents réfléchis, excepté celui du nord, qui pénètre par les rues ouvertes sur le boulevard.

La population du deuxième arrondissement a été portée, dans le dernier recensement, à 65,523 individus.

Troisième et cinquième arrondissemens.

Ces deux arrondissemens, qui se trouvent dans des conditions tellement semblables, que nous croyons pouvoir les renfermer dans la même description, occupent le nord et la plus grande partie du nord-est de la ville. Ils sont divisés en deux parties inégales par les boulevards Poissonnière et de Bonne-Nouvelle; la plus considérable, située au-delà de ces boulevards, est cernée par la rue du Faubourg-Poissonnière et la partie des boulevards intérieurs et extérieurs qui, partant de chacune des extrémités de cette rue, viennent se réunir à la barrière de Belleville. La seconde partie occupe l'espace compris entre les rues St.-Denis et Notre-Dame-des-Victoires, de l'est à l'ouest; les boulevards et les rues Coquillière et de la Grande-Tuanderie, du nord au sud. Tout ce qui regarde l'est, dans cette partie de la ville, appartient au troisième arrondissement, formé des quartiers du faubourg Poissonnière, Montmartre, Saint-Eustache et du Mail. Ce qui regarde l'ouest appartient au cinquième qui comprend les quartiers du faubourg Saint-Denis, de la porte Saint-Martin, Bonne-Nouvelle et Montorgueil.

Les faubourgs Poissonnière, Saint-Denis et Saint-Martin occupent le terrain qui termine la pente des buttes de Chaumont et de Belleville. Cette position élevée, la largeur de la plupart des rues, la direction des principales du sud au nord, le libre écoulement que leur pente permet aux eaux, enfin la construction avantageuse de la plupart des maisons, sont autant de circonstances favorables à la salubrité de ces quartiers. Le pressentiment que nous avons donné, pour le premier arrondissement, de la destruction de la Voirie dite de la Pépinière, nous fait former le même souhait pour un emplacement destiné aux mêmes usages, situé à l'extrémité du faubourg Saint-Denis, entre la rue du Château-Landon et celle de la Chapelle.

L'élévation de ces différens quartiers, et la force avec laquelle les vents du nord, du nord-est, et même de l'est, s'y font sentir, par les réflexions qu'ils éprouvent sur les côtés des collines adjacentes, donnent à l'air qu'on y respire un état de sécheresse et de vivacité qui pourrait devenir contraire aux personnes d'une constitution sèche et irritable, disposées aux affections nerveuses, aux anévrismes actifs, aux hémoptysies et aux congestions cérébrales ; mais il serait particulièrement préjudiciable aux personnes affectées d'asthme aigu ou de quelque phlegmasie de poitrine, et notamment de phthisie pulmonaire, dont les symptômes marcheraient avec le caractère manifeste d'une vive phlogose. Cet air sec et mobile serait avantageux pour les individus d'une constitution lymphatique, pour les enfans atteints de scrophules ou convalescens de quelque maladie éruptive.

La partie des deux arrondissemens qui nous occupent, contenue dans l'enceinte des premiers boulevards, sans jouir d'une position aussi favorable que les faubourgs, est cependant assez saine. Les maisons offrent un aspect régulier, et la largeur de plusieurs rues compense la direction du plus grand nombre d'entre elles qui, si on en excepte celles Montmartre, Montorgueil et quelques autres, marchent de de l'est à l'ouest, disposition la moins avantageuse de toutes, comme nous le verrons dans les quatrième, sixième, septième et neuvième arrondissemens, où les inconvéniens qui en sont le résultat presque inévitable, sont beaucoup plus prononcés ; il serait à désirer pour l'assainissement de ces quartiers habités, en grande partie, par des marchands aisés, que la **rue** Montmartre eût plus de pente dans sa partie attenant aux halles, qui, malgré différens égouts, est constammemt remplie d'eau, et que les autorités ne permissent aux voitures qui apportent la marée, que de séjourner **le** moins long-temps possible dans la rue Montorgueil, et ordonnassent que leur départ fût fixé à neuf ou dix heures, et non pas à midi ou deux heures, époque à laquelle l'odeur infecte du poisson se fait encore vivement sentir.

La population du troisième arrondissement est de 43,932 individus, tandis que celle du cinquième monte à 56,871.

Quatrième arrondissement.

Le quatrième arrondissement est placé sur

la rive droite de la Seine et au centre même
de la ville, borné à l'ouest par les rues Froid-
Manteau et des Bons-Enfans; à l'est par la rue
Saint-Denis, au sud par les quais et au nord
par la place des Victoires, les rues Coquillière
et de la Grande-Tuanderie; formant ainsi les
quartiers Saint-Honoré, du Louvre, des Marchés et de la Banque. Cet arrondissement est,
avec le septième, celui qui occupe le moins d'espace; plus de deux mille maisons s'y trouvent
entassées sur une surface de quinze cents toises
de circonférence environ, et sont occupées
par 16,193 ménages qui donnent une population de 46,624 individus.

Les quartiers Saint-Honoré et du Louvre,
qui réunissent avec ceux du Palais-Royal et de
Feydeau la plus grande partie des personnes
employées au commerce des objets de luxe,
se rapprochent autant qu'on peut l'espérer, pour
des lieux très-commerçans, du point désirable
sous le rapport de la salubrité; les maisons y
sont pourtant très-élevées et extrêmement peu-
plées, et n'ont pour la plupart ni cours ni jardins, mais quelques places et plusieurs rues assez
larges y établissent des courans d'air favorables.
Le quartier de la Banque est celui qui jouit
au plus haut degré de ce dernier avantage.

Le quartier des halles forme à lui seul presque la totalité de la moitié du quatrième arrondissement, qui regarde l'est. Il se ressent encore du peu d'attention que, dans les siècles
passés, on prenait à rendre régulier le rapport
des maisons entre elles ; on y rencontre une
multitude de rues étroites et obscures, et par
conséquent humides, telle celle Tirechape où
le jour pénètre à peine ; d'autres rues moins
resserrées doivent le même inconvénient à leurs
sinuosités ou à leur mauvaise direction, et à
la disposition du terrain qui ne permet point
aux eaux de s'écouler librement: de ce nombre
sont celles de la Grande et de la Petite-Tuande-
rie, des Prêcheurs, Cossonière, des Lavandières, Saint-Germain-l'Auxerrois, etc.; cette
dernière, qui est le rendez-vous d'une partie
des garçons tailleurs et autres journaliers tra-
vaillant dans le quartier du Palais-Royal, est
surtout infectée par une multitude de ruelles
qui aboutissent à la Seine ou sur les quais, et
deviennent le réceptacle des ordures de toute
espèce ; mais la première des causes d'insalubrité de ce quartier, est sans contredit le voisinage des halles. La partie qui avoisine la
pointe Saint-Eustache est continuellement infectée par l'odeur du poisson ; ce qui a fait dé-

sirer depuis fort long-temps le déblai de cette place irrégulièrement couverte de marchandes dont les énormes parapluies s'opposaient à la prompte dispersion de l'odeur, et a fait sentir l'indispensable nécessité de l'établissement d'un marché spécialement destiné à la vente du poisson. Les environs de la rue de la Ferronnerie ne se trouvent pas dans des circonstances plus favorables : le marché aux légumes se tient dans cette dernière et dans l'extrémité de celle Saint-Honoré ; quelque soin qu'ait la police de faire débarrasser ces rues de bonne heure, les ruisseaux qui les parcourent sont remplis, pendant une partie de la journée, des débris des substances végétales dont la décomposition se trouve hâtée par le broiement qu'elles éprouvent de la part des voitures qui encombrent sans cesse un quartier aussi commerçant et aussi populeux, et par la direction même de la rue de la Ferronnerie qui donne un libre accès au soleil avant l'heure de la clôture du marché. Comme les émanations putrides et délétères, jointes à l'humidité constante des lieux, sont les sources principales de quelques maladies qui affligent les habitans de ce quartier, on prévoit que l'élargissement de l'extrémité de la rue Saint-Denis, aussi bien que l'ef-

facement de ses sinuosités, et l'élévation,
dans quelques points, du pavé des rues, con-
tribueraient de la manière la plus directe à son
assainissement.

Sixième et septième arrondissemens.

Ils sont placés au nord-est et à l'est de la
ville. Le premier, qui contient 72,682 individus, comprend toutes les rues situées entre
celles Saint-Denis et Saint-Martin, depuis les
quais jusqu'aux premiers boulevards, puis un
espace renfermé entre deux lignes, dont l'une,
partant de la porte Saint-Martin, longerait les
boulevards pour s'étendre jusqu'à la barrière de
Belleville, en suivant la rue du faubourg du
Temple; et dont l'autre, partant de la rue de
Montmorency, se rendrait, dans une direction
à peu près droite, à la barrière Ménil-Montant;
ce qui forme les quartiers de la porte St.-Denis,
St.-Martin-des-Champs, des Lombards et du
Temple. Le septième arrondissement ne dépasse
pas les boulevards intérieurs; il est placé en
partie égale dans le nord-est et l'est de la
ville, occupant un espace irrégulièrement
carré et moins étendu que le précédent.
Borné à l'ouest par la rue Saint-Martin; au
nord par celles de Montmorency, du Temple,

de la Corderie et de Bretagne; à l'est par la vieille rue du Temple, celles des Francs-Bourgeois et Culture-Sainte-Catherine; enfin au nord qui est le côté de la Seine, par les rues de la Verrerie et du Roi-de-Sicile, il forme les quartiers Saint-Avoye, du Mont-de-Piété, du marché Saint-Jean et des Arcis, dont la population totale est de 56,245 individus.

Les huit quartiers que forment ces arrondissemens diffèrent beaucoup entre eux sous le rapport de la salubrité; et cette différence est déterminée autant par leur position respective que par l'état des rues, la construction des maisons, le nombre des habitans qu'elles renferment, enfin par le commerce plus ou moins actif qui se fait dans chacun d'eux.

Tout l'espace situé au-delà des premiers boulevards, et qui forme le faubourg du Temple, a beaucoup d'analogie avec les faubourgs Saint-Denis et Saint-Martin; placé comme eux sur la pente méridionale du terrain élevé qui fait suite aux buttes de Belleville, se continuant même avec les villages qui recouvrent cette montagne, et exposé à tous les vents, ce quartier est sain, et le sera bien plus encore lorsque la poudrette de Montfaucon cessera d'y faire ressentir son odeur incommode. D'ailleurs, il n'est point entièrement couvert d'habitations; plusieurs points en sont occupés par des jardins potagers.

Les quartiers des Lombards, Sainte-Avoye, du marché Saint-Jean et des Arcis sont loin d'être dans une position aussi favorable que le précédent; ils occupent le point le plus déclive des arrondissemens dans lesquels ils sont contenus; ils forment la partie la plus bruyante, la plus humide, et, par suite presque inévitable, la partie la plus insalubre de la ville : les rues, qui d'ailleurs posent toutes sur un terrain trop uniforme, sont, pour le plus grand nombre, parallèles à la Seine, c'est-à-dire qu'elles marchent de l'est à l'ouest; cette disposition, comme nous l'avons déjà fait observer ailleurs, est la plus défavorable de toutes, puisque, de leur étroitesse et de la hauteur prodigieuse des maisons, il résulte nécessairement que les deux côtés de chaque rue se trouvent également privés du soleil : celui qui regarde le nord, par le fait même de son exposition, et celui qui est tourné vers le sud, par l'abri qu'il reçoit des maisons opposées. Ce qui augmente encore les inconvéniens qui naissent de la disposition de ces rues, c'est qu'elles ne sont parcourues par aucun courant d'air libre; de telle sorte qu'il suffit de les traverser pendant l'été pour éprouver un refroidissement subit, et y trouver la cause de quelque affection catarrhale. Quelques-unes de ces rues, comme celles Aubry-le-Boucher, des Lombards, de la Verrerie, ont, à la vérité, une largeur suffisante; mais cet avantage se trouve en partie éclipsé par l'odeur qui s'exhale des nombreux ateliers qu'elles renferment, et des boues épaisses qui les tapissent sans cesse. Mais nulle part à Paris et dans aucune autre ville peut-être, on ne rencontre des rues aussi étroites et aussi malpropres que celles qui vont de la rue Saint-Martin à la rue Beaubourg; ce sont autant de ruelles qui deviennent le réceptacle de toute espèce d'ordures, et qui s'opposent au renouvellement d'un air qu'infectent déjà l'odeur et les vapeurs d'une multitude de foules de chapellerie, fort mal à propos établies dans les rues Beaubourg, Simon-le-Franc, Geoffroy-Langevin, du Maure, etc.

Le quartier des Lombards est habité par des individus assez aisés; ce sont, pour la plupart, des commerçans ou marchands en gros, des épiciers, des droguistes, des marchands de toilerie et de mercerie. Mais la division des Arcis, celles Sainte-Avoye et du marché Saint-

Jacques, contiennent un très-grand nombre d'ouvriers en tableterie et en horlogerie, de brocanteurs, de chapeliers, de marchandes à la halle et à l'éventaire, de fumistes, de journaliers, de colporteurs, et même beaucoup d'indigens. Dans ces différens quartiers, les affections scrofuleuses, scorbutiques et rhumatismales sont très-fréquentes : elles y trouvent une cause permanente dans l'humidité constante des lieux et la disposition des logemens qui sont bas, surtout très-mal éclairés, et donnant pour la plupart sur des cours étroites, sales et infectées par l'odeur qu'exhalent les plombs destinés à recevoir, d'étage en étage, les eaux qui ont servi aux usages domestiques. Comme c'est dans le quartier Sainte-Avoye et les lieux environnans que sont réunies presque toutes les familles juives que contient la capitale, on ne doit pas être étonné d'y rencontrer, comme endémiques, la gale, le prurigo, les affections dartreuses, en un mot les différentes maladies qui peuvent trouver leurs causes ou les motifs de leur ténacité dans une extrême malpropreté. Il serait très-urgent pour l'assainissement de cette division, 1° qu'on ouvrît largement quelques-unes de ses rues du côté de celle Saint-Martin; par exemple, celles des

Ménestriers, des Vieilles-Étuves, des Petits-Champs ou de la Courroierie; 2° que, par l'élargissement et le nivellement de celle du Poirier, on établît entre les rues Neuve-Saint-Médéric et Maubuée un courant d'air qui diminuàt l'humidité habituelle de la plupart des lieux adjacens; 3° qu'on supprimàt les culs-de-sac Bertheaux, des Anglais, du Maure, ou qu'ils fussent convertis en rues.

Les quartiers de la porte Saint-Denis et Saint-Martin-des-Champs sont également très-populeux. Si l'on excepte les rues Meslay, Neuve-Saint-Martin et Notre-Dame-Nazareth, qui reçoivent des vents directs par le moyen des boulevards, toutes les autres sont étroites, mal bâties, boueuses et toujours humides. Les maisons y sont hautes, n'ont ni cours ni jardins, et renferment à chaque étage de nombreuses familles. La classe la plus aisée des habitans est formée par des marchands détaillans; mais les rues Grenier-Saint-Lazarre, Transnonain, Jean-Robert, Cimetière-Saint-Nicolas, des Gravilliers, renferment beaucoup d'ateliers de doreurs sur cuivre et autres métaux, de fondeurs, de plaqueurs et de polisseurs de bijoux. Les accidens fréquens auxquels les vapeurs mercurielles exposent les doreurs ont fait sentir la nécessité d'une réforme dans leurs cheminées et leurs forges. Le conseil de salubrité a été consulté à cet égard, et l'un de ses membres, M. Darcet, a offert le plan d'une nouvelle construction qui garantit les ouvriers et les ramoneurs de tout inconvénient, sans nuire à la précision ou à la célérité du travail. Ne serait-il pas utile qu'on ne se bornât pas à n'accorder des patentes qu'aux doreurs qui font construire leurs forges sur le modèle récemment adopté; mais que, par des visites domiciliaires, on obligeât ceux qui sont anciennement établis à se soumettre également à ce nouveau système reconnu le plus salubre?

Huitième arrondissement.

Il comprend tout ce qui forme, au-delà des boulevards de l'intérieur, la totalité de l'est et la moitié environ du sud-est de la ville, puis l'espace compris entre les boulevards des Filles-du-Calvaire et Saint-Antoine du côté de l'est, la vieille rue du Temple, celles des Francs-Bourgeois et Culture-Sainte-Catherine à l'ouest, des Filles-du-Calvaire au nord, et Saint-Antoine au sud; ce qui donne les quartiers du Marais, de Popincourt, Saint-Antoine et des Quinze-Vingts.

Cet arrondissement est un de ceux qui occupent la surface de terrain la plus étendue. Sa population totale est de 62,758 individus.

Tout ce qui est compris dans l'enceinte des boulevards de l'intérieur, forme, avec la partie voisine des quartiers du Temple et du Mont-de-Piété, ce qu'on nomme communément le Marais, quartier en général paisible, et dont les principaux habitans sont des courtiers de commerce, des propriétaires, des rentiers, et autres personnes aisées qui, au désir de vivre dans la retraite, joignent la crainte de s'éloigner du centre des affaires commerciales. La classe malaisée y est peu nombreuse, et consiste en des gens de marchés, quelques bonnetiers, des brodeuses, des couturières, des maçons, des voituriers et des cochers de place. Les maisons y sont en général bien bâties et peu élevées, et ont pour la plupart des cours et des jardins qui contribuent puissamment à leur salubrité. Les rues doivent leur extrême propreté à leur largeur et à l'abord facile des vents d'est, du nord, et même de ceux du sud. Quelques-unes d'entre elles ont l'inconvénient d'être closes par une de leurs extrémités : ce défaut, qui, à l'œil, est fort désagréable, gêne la marche des voitures, et rend aux étrangers le Marais difficile à connaître. Ses habitans ont les boulevards pour promenades, et les enfans, qui s'y trouvent en quantité étonnante, sont portés à la Place-Royale où ils sont exposés, en plein air, aux rayons du soleil; aussi jouissent-ils d'une meilleure santé que ceux qu'on élève dans la plupart des autres quartiers de l'intérieur.

Les trois autres divisions du huitième arrondissement sont placées au-delà des boulevards du Temple et Saint-Antoine, et forment ce qu'on nomme généralement le faubourg Saint-Antoine. Ce faubourg occupe une étendue de terrain considérable, contient une population immense, et réunit la plus grande masse du travail industriel et manufacturier de Paris.

Le quartier Popincourt occupe l'espace compris entre la rue de Ménil-Montant et celle de Charonne. Son exposition est à peu près la même que celle du faubourg du Temple; seulement on y rencontre une plus grande étendue de terrain non recouvert d'habitations, et occupé par des jardins potagers.

Le quartier Saint-Antoine est placé entre le précédent et celui des Quinze-Vingts, et directement à l'est de la ville. Il repose sur le terrain que la butte Chaumont laisse à découvert en s'éloignant de Paris, et sur la partie la plus élevée de celui que forme le flanc droit du bassin de la Seine. Quoique les maisons qui composent ce quartier ne soient en général ni élégamment, ni même régulièrement construites, il se trouve cependant dans des conditions assez avantageuses sous le rapport de la salubrité. Les rues principales, telles que celle qui porte son nom, celles de Montreuil et de Charonne, sont larges, ouvertes et dans une direction qui permet aux vents de l'est, du nord-est et du sud-est de les parcourir librement. Quant aux rues qui marchent dans une direction contraire, la plupart d'entre elles aboutissent à l'enceinte extérieure de la ville, et sont formées par des maisons qui sont peu élevées, et jouissent de l'inappréciable avantage d'avoir jour sur des cours vastes et aérées ou sur des jardins; ce qui compense ce qu'elles peuvent avoir de défectueux sous le rapport de l'architecture.

Le quartier Saint-Antoine renferme un grand nombre de filatures, de manufactures de faïence, de porcelaine, de poteries, de papiers peints, de brasseries, d'ébénisteries, de menuiseries, de serrureries, etc. Mais parmi ces manufactures, celle qui tient le premier rang est sans contredit celle de glaces, qui, pendant toute l'année, occupe un grand nombre d'ouvriers, non pas à fabriquer, mais à polir les glaces et à les mettre au tain. Ces ouvriers, ainsi que ceux qui travaillent chez les miroitiers et les doreurs, sont, comme tout le monde le sait, très-fréquemment atteints d'un tremblement général, et même de paralysies qui les mettent de bonne heure hors d'état de travailler. Ceux qui sont employés dans les manufactures de faïence et de porcelaine, ainsi que les ouvriers en cuivre et les peintres, sont souvent attaqués de coliques métalliques, aussi nommées coliques des peintres.

Des trois quartiers qui forment le faubourg Saint-Antoine, celui des Quinze-Vingts est le plus défavorablement situé; car, indépendamment des désavantages de sa position sur les bords de la rivière qui l'inonde presque tous les ans, il est pleinement exposé à des vents qui lui apportent des odeurs infectes, et même des miasmes délétères : celui de l'ouest s'est chargé de ces miasmes en traversant les fossés de la Bastille, et ceux du sud et du sud-ouest en parcourant les bords de la rivière, qui, de ce côté, ne sont pas pavés, et se trouvent, dans les temps pluvieux, couverts d'une énorme quantité de boue, étant continuellement foulés par les chevaux, les traîneaux et les charrettes em-

ployés à retirer de l'eau les bois de construction et de chauffage arrivés par trains. Il existe,
de plus, dans ce quartier, un ruisseau qui conduit à la Seine, dans la direction de la rue
Traversière, les eaux de la plus grande partie
du faubourg; et comme ce ruisseau n'est pas
couvert, qu'il a peu de pente, qu'il cotoie
des marais cultivés, et reçoit toutes les immondices, il porte l'infection à la ronde, et rend les
fièvres intermittentes et la maladie désignée sous
le nom de plomb extrêmement fréquentes chez
les individus qui habitent non loin de ses
bords.

Le quartier des Quinze-Vingts contient beaucoup de menuisiers, d'ouvriers des ports et
des chantiers, de jardiniers, de charpentiers
et de blanchisseuses. Il renferme l'hospice duquel il a tiré son nom, et celui des Orphelins.
Son assainissement repose en partie sur la
construction d'un égoût à la place du cloaque
qui le parcourt, et sur l'exécution du projet
depuis long-temps conçu, de substituer à l'eau
qui croupit dans les fossés de la Bastille un
canal de communication entre la Seine et la
rivière de l'Ourcq.

Neuvième arrondissement.

Cet arrondissement, qui est composé des quartiers de l'île Saint-Louis, de l'Hôtel-de-Ville, de la Cité et de l'Arsenal, occupe, à peu près au centre de la ville, l'espace compris entre les rues de la Verrerie, Saint-Antoine, et les quais du nord au sud, la rue des Arcis et les fossés de la Bastille de l'est à l'ouest ; puis les îles Louvier, Saint-Louis, et la partie de l'île Notre-Dame, qui s'étend de l'Archevêché à la rue de la Barillerie. Cet arrondissement est loin d'offrir sur tous les points les mêmes conditions de salubrité.

Le quartier de la place de Grève, dont l'hôtel-de-ville occupe à peu près le milieu, est placé sur la rive droite de la Seine, et repose sur un terrain qui ne dépasse que fort peu le niveau moyen des eaux de ce fleuve : circonstance défavorable qui n'est malheureusement rachetée, ni par la direction ou la largeur des rues, ni par la construction des maisons. Parmi les rues, les seules qui, par leur largeur, permettraient l'accès du soleil, s'en trouvent entièrement privées par leur direction de l'est à l'ouest ; telles sont celles de la Vannerie, de la Tixeranderie, de la Coutellerie ; l'étroitesse

excessive de toutes les autres, ou leurs sinuosités, leur enlèvent les avantages d'une direction contraire ; de sorte que les unes et les
autres sont obscures, humides et continuellement tapissées par une boue épaisse, noire et
gluante.

Les habitans aisés de ce quartier sont des
marchands détaillans et des propriétaires : il s'y
trouve aussi des négocians. La classe indigente
consiste en ouvriers des ports et des chantiers,
beaucoup de maçons, de couvreurs, de garçons
boulangers, menuisiers, serruriers, de porteurs d'eau, etc. Le rendez-vous de ces ouvriers
est la rue de la Mortellerie et celle de la Vannerie, toutes les deux sales et mal construites.

L'élargissement et le nivellement de la rue des
Coquilles, qui communique de la rue de la Coutellerie à celle de la Verrerie, fait pressentir jusqu'à quel point de semblables changemens, effec-
tués dans les rues sinueuses de cette division, con-
tribueraient à son assainissement. Combien déjà
n'a-t-elle pas gagné sous ce rapport, depuis qu'on
a fermé la voussure qui joignait le pont Notre-
Dame au Pont-au-Change, cloaque affreux où
quatre égoûts versaient la fange des rues, le
sang des tueries, et même les immondices des
latrines ; foyer de corruption d'où se répandait

autrefois sur les quais Pelletier, de Gèvres et de la Mégisserie une odeur insupportable? Ne serait-il pas encore à désirer qu'on élevât le port aux blés qui occupe le quai de la Grève, ou qu'on y construisit une chaussée qui prévînt l'inondation des maisons? Car il est peu d'hiver que les eaux de la Seine n'arrivent jusqu'à elles, et il n'est pas rare de voir non-seulement les caves et le rez-de-chaussée, mais le premier étage envahis. A peine l'eau s'est-elle retirée que les habitans viennent de nouveau occuper ces demeures humides et remplies de vase, et y trouvent le germe d'une multitude de maladies. Aussi les avantages qui résulteraient de l'élévation de ce quai feraient bientôt oublier la difficulté et la longueur de son exécution.

Le quartier de l'Arsenal est mieux bâti et mieux peuplé que celui de l'Hôtel-de-Ville ; il n'est pas sujet comme lui aux inondations ; la classe indigente y est beaucoup moins nombreuse ; il reçoit facilement tous les vents, excepté celui de l'ouest ; ses rues sont presque toutes larges, assez belles et bien aérées. Cependant, lorsque les vents d'est et du sud-est soufflent, et surtout pendant les chaleurs de l'été, les habitans de ce quartier sont incommodés par les vapeurs que fournit l'eau qui séjourne dans les fossés de la Bastille.

Ile Louvier. Elle est la première et la plus petite de celles que forme la Seine dans l'intérieur de Paris ; elle est totalement inhabitée et entièrement couverte de chantiers de bois à brûler.

Ile Saint-Louis. Cette île, qui n'a guère au-delà de huit cents toises de circonférence, et qui est placée entre la précédente et celle Notre-Dame, forme à elle seule un quartier qui représente assez bien une ville du quatrième ou du cinquième ordre ; elle est fort bien située, reçoit tous les vents, est entourée de beaux quais, et se trouve assez élevée pour ne pouvoir jamais être submergée par les eaux de la rivière. Les maisons y sont très-bien construites, ne contiennent que le nombre d'habitans et de ménages proportionné à leur étendue, et sont, pour la plupart, ornées de cours ou de jardins. Les rues sont bien percées et d'une largeur convenable, excepté la principale, celle des Deux-Ponts, qui est enfoncée et trop étroite pour servir de passage continuel pour la communication des deux côtés de la ville.

La tranquillité dont jouit l'île Saint-Louis,

la pureté de l'air qu'on y respire et qui, malgré le voisinage de la Seine qui l'entoure de toutes parts, est plutôt vif qu'humide, ce qu'il doit à son renouvellement continuel, sont sans doute les motifs qui, de tout temps, y ont attiré les rentiers et les personnes retirées des affaires commerciales. La proximité de l'entrepôt ou halle aux vins y a cependant déterminé le domicile d'un grand nombre de marchands de vins en gros. Au reste la santé robuste et le teint vermeil de la plupart des personnes qui ont constamment habité ce quartier, le nombre des septuagénaires qu'on y rencontre, et le peu de malades qu'il fournit aux hôpitaux, sont les preuves qui déposent le plus directement en faveur de sa salubrité.

Ile Notre-Dame ou *la Cité proprement dite*. Le quartier de la Cité occupe la plus grande partie de l'île Notre-Dame, dont la circonférence totale peut être évaluée à mille toises environ.

L'aspect irrégulier et même désagréable qu'offre ce quartier, non-seulement le plus ancien de tous, mais encore celui à l'étendue duquel s'est long-temps trouvée bornée celle de Paris, prouve assez combien ses premiers habitans prévoyaient peu l'agrandissement de leur ville et sa splendeur future. Dans ces siècles reculés, chacun, suivant la remarque de l'auteur des Tableaux de Paris, a d'abord choisi son emplacement d'après les temples et les édifices publics; on n'a jamais songé à l'alignement des rues et à la régularité des places; de là les angles, les détours, et l'étranglement des issues que les voitures ont peine à parcourir; ces carrefours, ces ruelles étroites, ces espèces de culs-de-sac dont le pavé est sans cesse mouillé et boueux : telles sont celles St.-Éloi, des Marmousets, Pierre-aux-Bœufs, Basse-des-Ursins, de la Licorne, de Perpignan, de Glatiny, des Trois-Canettes, etc.; bizarre assemblage de maisons mal bâties, écrasées, humides et obscures, qui renferment chacune, l'une dans l'autre, de 29 à 3o habitans, dont un très-grand nombre sont des maçons, des ferrailleurs, des marchandes à l'éventaire, des porteurs d'eau, et où tous les inconvéniens qui résultent de l'entassement sont excités et augmentés par la disposition et la petitesse des pièces, l'étroitesse des portes et des fenêtres, la multiplicité des ménages dont la quantité peut être portée à dix pour chaque maison, enfin par l'affluence du baspeuple qui s'y trouve attiré par la modicité du prix des logemens.

Hôtel-Dieu. C'est en partie sur les rives droite et gauche, et en partie immédiatement au-dessus du bras de la Seine qui borde le côté septentrional de l'île Notre-Dame, qu'est placé l'Hôtel-Dieu, hôpital principal de la ville, et l'une des maisons de bienfaisance les plus remarquables en ce genre, non pas relativement à son étendue, mais sous le rapport du nombre des malades qu'elle renferme. On prévoit facilement combien la position d'un tel établissement au centre même de la ville, dans un quartier des plus populeux et sur une rivière, a dû fixer l'attention générale à une époque où l'on s'occupa sérieusement de tout ce qui avait un rapport marqué avec le bien public, et à combien de réclamations l'apparence de ses désavantages a pu donner lieu. Arrêté par la crainte de faire une anticipation sur ce que je me propose de publier, dans d'autres temps, sur la statistique médicale des différens établissemens publics les plus remarquables de la ville de Paris, je n'examinerai pas en détail les discussions que fit naître la nécessité de transporter l'Hôtel-Dieu dans un lieu plus convenable; elles furent développées dans des

Mémoires où respirent, de part et d'autre, les sentimens de la bienfaisance la plus pure, et le zèle de la philanthropie la plus éclairée. Je crois cependant devoir observer que les personnes qui se sont le plus fortement prononcées pour ce changement, semblent, ou bien avoir cédé à des pressentimens, ou bien avoir consulté plutôt des principes généraux de théorie que des faits déduits d'une expérience acquise sur les lieux mêmes; et je n'hésite pas à croire que, si elles eussent pesé avec exactitude la valeur des reproches adressés à l'emplacement actuel, elles auraient été plus réservées dans leurs conclusions, et se seraient vues contraintes d'attribuer l'état déplorable des malades que renfermait cette maison, bien plus à des vices de sa distribution intérieure qu'à des inconvéniens attachés à l'emplacement lui-même. Des expériences hygrométriques bien positives, ou seulement l'examen de la maison dans celles de ses parties qui avaient été le plus rarement réparées, et qui, à quelques pieds de distance de la Seine, n'offrent pas plus de détérioration que certaines maisons placées dans les lieux les plus éloignés de l'eau, et cependant plus récemment construites, auraient d'abord prouvé qu'on avait apporté de l'exagération dans le reproche qu'on avait constamment fait à ce lieu de son excessive humidité. Une diminution extrême de la mortalité qui, au lieu d'être, comme autrefois, de vingt-huit, n'y est maintenant que de vingt sur cent (1), l'identité du caractère et de la marche des maladies avec ceux qu'elles offrent ailleurs, montrent aujourd'hui que le déblai des issues environnantes, l'ouverture d'une multitude de fenêtres, l'élargissement des anciennes, la séparation des salles, plus de propreté dans ces dernières, un lit assigné à chaque malade, réparations auxquelles on a cru devoir se borner, vu la difficulté d'un changement total de position, montrent aujourd'hui, dis-je, que cet hôpital est, sous le rapport de l'emplacement, à peu de chose près, aussi salubre que la plupart de nos autres hôpitaux.

---

(1) Dans un rapport fait au Conseil général des hospices, sur l'état de ces établissemens, depuis le 1er janvier 1804, jusqu'au 1er janvier 1814, M. Pastoret porte à vingt sur cent environ (1 sur 4 93/100) le nombre des individus morts à l'Hôtel-Dieu parmi ceux qui y sont entrés dans le même espace de temps. Mais notons bien qu'il observe que la mortalité a été plus considérable dans les salles supérieures, ce qui n'établirait nullement l'excessive insalubrité jusqu'ici supposée pour celles qui sont les plus rapprochées de la rivière.

Quant à la stagnation de l'air, il suffit, pour savoir combien ce reproche serait peu fondé, de se rappeler que la colonne d'air qui se brise sur la façade exposée au sud-est, au-dessus du Petit-Pont (Pont-au-Double), établit de chaque côté, et particulièrement du côté de l'entrée principale, des courans d'air qui font regarder cette partie de la place Notre-Dame comme le lieu le plus froid de Paris, ou du moins comme l'endroit où les vents s'y font sentir avec le plus de force.

La population du neuvième arrondissement est de 42,932 individus.

Dixième arrondissement.

Cet arrondissement est un de ceux qui occupent le plus d'espace ; composé des quartiers de la Monnaie, Saint-Thomas d'Aquin , des Invalides et du faubourg Saint-Germain, il forme, sur la rive gauche de la Seine, la totalité de l'ouest et une légère partie du sud-ouest de la ville, étant borné au nord par les quais, depuis la barrière de la Canette jusqu'au Pont-Neuf, et du côté opposé, par une ligne qui, partant du fleuve vers les boulevards extérieurs, longerait ceux-ci jusqu'à la barrière de

Vaugirard, pour se rendre, dans la direction du nord-est, à l'extrémité de la rue Dauphine.

Cet arrondissement, pris dans sa totalité, se rapproche assez du degré de salubrité désirable, quoiqu'il se trouve moins favorablement situé que le premier arrondissement qui occupe la partie correspondante de la rive opposée de la Seine. Aucune cause d'infection, dépendante de la localité elle-même, n'y fait sentir son influence, et les règles hygiéniques ont été consultées, non-seulement pour la construction des habitations, mais encore pour le rapport qui doit exister entre elles. Le quartier de la Monnaie est la partie de cet arrondissement la plus anciennement bâtie, il est aussi le plus peuplé ; les maisons y sont très-élevées ; mais il y a des rues assez belles et bien aérées. Les quais Malaquais et de Conti reçoivent sans obstacle les vents du nord qui s'insinuent par les rues Dauphine, des Petits-Augustins, des Saints-Pères, et de là se réfléchissent dans les lieux adjacens. Les trois autres quartiers sont placés à l'ouest et au sud-ouest du précédent ; ils reçoivent tous les vents avec facilité, sont percés par des rues larges, bien bâties, propres, et presque toujours sèches. On y trouve un grand nombre d'hôtels magnifiques ornés de vastes cours et de jardins, et qui sont la résidence habituelle des ambassadeurs, des ministres, de plusieurs pairs, d'autres agens diplomatiques d'un ordre supérieur, et de plusieurs riches propriétaires; cependant les rues qui avoisinent la rivière sont formées par un terrain que son abaissement expose aux inondations. Aussi, dans les grandes pluies, celles de Bourbon, de Verneuil, de l'Université, même celles du Bac et de Belle-Chasse, sont traversées par des espèces de torrent qui pénètrent assez fréquemment dans les caves pendant le trajet qu'elles ont à parcourir pour aller chercher au loin des égoûts.

Le dixième arrondissement contient 81,133 habitans, disséminés sur une surface d'environ 4,900 toises de circonférence. Il renferme l'hôpital de la Charité, l'hospice des Ménages, celui des Femmes incurables, l'hôpital Néker, ceux des Enfans-Malades et du Gros-Caillou, enfin l'hôtel des Invalides et l'École-Militaire. La classe peu aisée de ses habitans consiste, dans les quartiers de la Monnaie et de St.-Thomas d'Aquin, en garçons bouchers, boulangers, tailleurs, quelques ouvriers en métaux, beaucoup de femmes de marchés, de domestiques retirés, de couturières et de lingères.

Mais c'est particulièrement au Gros-Caillou qu'un grand nombre de maçons, de tailleurs de pierre, de mariniers et de blanchisseuses, forment une population à part qui se distingue par d'autres habitudes et des mœurs différentes, et que l'abus des boissons spiritueuses et d'autres excès disposent davantage aux maladies.

Onzième arrondissement.

Cet arrondissement placé à l'est du dixième occupe, directement au sud-ouest et au sud du centre de la ville, tout l'intervalle compris entre les rues de Vaugirard, du Cherche-Midi, Sainte-Marguerite, des Boucheries et Dauphine du côté de l'ouest, celle de la Barillerie, le quai Saint-Michel, les rues Saint-Jacques, d'Enfer et d'Est du côté opposé; ce qui forme les quartiers du Luxembourg, de l'École-de-Médecine, de la Sorbonne et du Palais-de-Justice.

Ce dernier quartier, qui formait anciennement la division du Pont-Neuf, est le moins étendu des quatre. Il est compris dans la Cité dont il forme la partie occidentale. D'ailleurs il est sain et bien aéré; mais il n'est que faiblement peuplé; car il est occupé, en partie, par le palais de justice, la préfecture de police, la Cour des comptes et la place Dauphine. Il est particulièrement habité par des ouvriers en métaux, des bijoutiers et des opticiens.

Les trois autres quartiers sont très-peuplés, mais généralement mal bâtis. Ils forment une espèce d'amphithéâtre, exposé au nord et au nord-est. Toute la partie comprise entre les quais, les rues de l'École-de-Médecine et des Mathurins, doit son excessive humidité, 1° à son peu d'élévation au-dessus du niveau des eaux de la Seine; 2° à la direction vicieuse de la plupart des rues qui marchent de l'est à l'ouest; 3° à l'étroitesse de ces dernières et à la hauteur prodigieuse des maisons dont la construction, en général fort ancienne, laisse beaucoup à désirer sous le rapport de la salubrité. Parmi ces rues étroites et malpropres, on remarque surtout celles qui font communiquer la rue Hautefeuille avec celle de la Harpe, et cette dernière avec celle Saint-Jacques; tel celles de la Huchette, de l'Hirondelle, Percée, Serpente, de la Parcheminerie, du Foin; puis celles de Mâcon et Boutebrie, qui n'offrent pas moins les mêmes inconvéniens, quoiqu'ayant une direction contraire à celle des précédentes. La masse des maisons qui avoisinent Saint-Sulpice, particulièrement du côté de la Seine, forme aussi un assez grand nombre

de rues malpropres et peu éclairées. Ce sont
principalement la rue du Four qui a trop peu
de pente, et toutes celles qui en partent, quelle
que soit d'ailleurs leur direction. Nous observerons cependant que ce quartier se ressent
déjà de tous les avantages et des agrémens qu'on
était en droit d'attendre du nouveau mode de
construction régulière, adopté pour les marchés publics, de leur exposition sur des lieux
élevés et dans des places qui permettent à l'air
de se renouveler librement. Enfin, le quartier
du Luxembourg et la partie de ce quartier qui,
sous le nom de Faubourg-Saint-Michel, va
gagner les limites extérieures de la ville, diffèrent essentiellement de toutes les autres parties que nous venons d'examiner; leur exposition sur un emplacement découvert et élevé,
à la proximité de la campagne et d'une promenade magnifique, est des plus avantageuses. Ce
quartier est celui dans lequel on trouve une
plus grande étendue de terrain inhabité; car,
indépendamment de nombreux jardins, on voit
près des boulevards du Mont-Parnasse des
champs de blé renfermés dans l'enceinte même
des murs de la ville.

Le onzième arrondissement contient 51,766
individus. Les quartiers de l'École-de-Médecine

et de la Sorbonne sont habités, en grande partie, par des marchands détaillans, des libraires, des imprimeurs et des graveurs à l'eau-forte. Ces derniers sont sujets à des maladies dont les symptômes ont la plus grande analogie avec ceux de la colique de plomb ; mais elles sont surtout compliquées de symptômes produits par des acides minéraux (c'est de l'acide nitrique qu'ils emploient le plus fréquemment). Ces maladies sont des céphalalgies continuelles, des toux convulsives, des coliques opiniâtres, et quelquefois même des dyssenteries ; mais chez presque tous un état de sécheresse et d'irritation générales (1) ; constitution qui fait pressentir le danger de l'emploi de tout médicament actif dans le traitement de leurs maladies, et indique les émolliens, les potions huileuses, les mucilagineux, et quelquefois les narcotiques, comme ceux qui leur sont les plus appropriés. Le soin d'éviter les boissons alcooliques est une des précautions hygiéniques sur lesquelles les individus, affectés de cette constitution irritable, doivent particulièrement insister. Les quartiers de l'École-de-Médecine et de la Sorbonne contiennent aussi un très-grand

(1) Desbois de Rochefort ; Matière médicale.

nombre de maisons garnies occupées par les étudians des différentes facultés. Il est essentiel d'observer que le onzième arrondissement est constamment le moins chargé en mortalité; quoique d'ailleurs il se trouve placé dans un terme à peu près moyen relativement au nombre de ses habitans et à l'étendue de terrain qu'il occupe.

Douzième arrondissement.

Il comprend au sud et au sud-est tout l'espace circonscrit par deux lignes qui, partant du Petit-Pont, suivraient, l'une la rive gauche de la Seine jusqu'à la barrière de la Garre, l'autre la rue Saint-Jacques et celles qui se continuent dans la même direction jusqu'aux boulevards extérieurs; formant ainsi les quartiers Saint-Jacques, Saint-Marcel, du Jardin-du-Roi et de l'Observatoire. Cet arrondissement qui occupe un septième environ de la surface totale de la ville, en a, de tout temps, été regardé comme la partie la moins salubre; car des causes d'infection propres à quelques-unes de ses parties, et dépendantes aujourd'hui des localités elles-mêmes, ont influé sur la salubrité de plusieurs autres points que leur position semblerait d'ailleurs devoir placer dans des circonstances plus favorables. En effet, lorsque Paris fut érigé en ville capitale, on sentit la nécessité d'éloigner de son centre les arts et métiers qui répandaient l'odeur la plus incommode, ou ceux dont la malpropreté était la plus apparente; et ces réglemens semblent avoir dû porter principalement sur les mégissiers, les tanneurs, les corroyeurs, les chiffonniers, etc. Ces divers ouvriers, ainsi que d'autres appartenant à des corps d'état également malpropres, se retirèrent vers la partie sud-est de la ville, et le choix de cet emplacement fut déterminé par les avantages qu'ils trouvaient, pour leur travail, dans le voisinage de la rivière des Gobelins, et par l'espèce de barrière que les hauteurs de Sainte-Geneviève formaient naturellement entre eux et la cité proprement dite. Le nombre de ces manufactures augmentant nécessairement en proportion directe de l'accroissement de la capitale, tout le bassin, c'est-à-dire toute la vallée de la petite rivière, fut couvert d'habitations, et fit partie de la ville. Mais le pressentiment fondé qu'on eut de leur modique revenu fit singulièrement négliger la construction de la plupart de ces maisons et la régularité de leur rapport; elles devinrent l'asile des ouvriers que leurs occupations appelaient ici,

et le refuge de la classe la plus indigente et la
plus malpropre de ceux qui travaillaient hors
de leur domicile. Ainsi, la Bièvre, en fixant
sur ses bords plusieurs causes réelles d'infection, devint la première cause de l'insalubrité
de presque tous les quartiers qui composent
cet arrondissement, dont nous allons examiner
successivement les diverses parties.

L'espace triangulaire renfermé entre la rue
Saint-Jacques, les quais et une ligne qui, de la
rue Soufflot, se rendrait au pont de la Tournelle, occupe la pente nord-est d'une sorte de
butte qui domine tout Paris, et dont le Pan-
théon forme le sommet. Cette élévation, ordinairement désignée sous le nom de Montagne-
Sainte-Geneviève, en s'opposant à l'abord
des vents du sud, détermine, selon la remarque
de quelques observateurs rigoureux, un froid
sensible dans toute la partie inférieure de cet
espace, c'est-à-dire celle qui avoisine les quais,
et y occasione une humidité surtout appréciable dans les rues de la Bucherie, Galande,
des Trois-Portes, des Lavandières, des Anglais,
du Plâtre, et même dans celle Saint-Victor.
Remarquons cependant que ce quartier s'est
singulièrement assaini depuis la construction
d'un marché vaste et couvert où se sont réunies

les marchandes de légumes et de poissons, qui
couvraient encore si désagréablement la place
Maubert, il y a moins de trois ans. La pente rapide de la plupart des rues qui sont placées au-
dessus du quartier dont il vient d'être question,
est bien une condition qui dépose en faveur de
la salubrité du lieu lui-même ; mais malheureusement des circonstances particulières modifient ces avantages dans chacune d'elles. A l'extrémité de la rue Saint-Jean-de-Beauvais, la
première de toutes, est la cour Saint-Jean-de-
Latran, espèce de communauté qui sert d'asile
à des ramoneurs, des chiffonniers, des marchands de peaux de lapins, des savetiers. Ces
individus, ainsi que d'autres ouvriers, pour la
plupart très-malheureux, y vivent par cham-
brées ; c'est-à-dire que dix ou douze se réunissent dans une pièce étroite et obscure, et y
végètent dans la plus dégoûtante malpropreté.
C'est pourtant au sein d'une cité riche et populeuse, dans le centre même d'une ville où la
fortune fait à chaque pas un pompeux étalage
de sa vanité, qu'il existe de tels réduits et tant
de misère. Mais réjouissez-vous, hommes philanthropes, vous que l'exercice de la plus noble
des professions a rendus les confidens et les
témoins habituels des peines de l'indigent ; vous

n'aurez pas été vainement ses interprètes et ses défenseurs; votre voix a été entendue, et vos vœux seront exaucés. Un siècle aussi riche en lumières, saurait-il ne pas être fécond en institutions vraiment utiles, en changemens profitables au bonheur du peuple? Déjà le conseil de salubrité s'est occupé de l'assainissement de l'enclos de Saint-Jean-de-Latran, et a tracé le plan des dispositions convenables. Mais ce lieu ne cessera d'être insalubre que lorsqu'on aura ouvert quelques rues du côté de celles Saint-Jean-de-Beauvais, Saint-Jacques ou des Noyers, et qu'on aura détruit par ce moyen l'aspect d'une communauté que lui donnent deux ou trois portes de bois qui ferment l'entrée des premières cours.

Presque toutes les rues comprises entre celles des Fossés-Saint-Victor et de la Montagne-Sainte-Geneviève sont habitées par la classe la plus indigente, et conséquemment la plus malpropre des habitans de Paris. Ce sont des marchandes à l'éventaire, des joueurs d'orgues, des baladins de places publiques, des tondeurs de peaux de lapins, des cardeurs de matelas, des chiffonniers et des ouvriers journaliers employés dans les manufactures de laine ou de coton de la rue Saint-Victor. Les chiffonniers entassent leurs chiffons et les ordures de toute espèce dont ils sont imprégnés dans de petites chambres étroites où tout accès est interdit à l'air et à la lumière, et les y laissent séjourner jusqu'à ce qu'ils en aient amassé une assez grande quantité pour les transporter aux magasins principaux, établis en grand nombre, dans les rues Gracieuse, Tripperet, Neuve-Saint-Médard, etc. A cette époque ces débris de substances végétales et animales, qu'ils ont indistinctement recueillis dans leurs courses nocturnes, ont eu le temps d'éprouver une sorte de fermentation, et laissent échapper des odeurs délétères dont ils sont très-souvent victimes, et qui deviendraient promptement mortelles pour tous autres individus. Ne serait-il pas à désirer, autant pour l'amélioration de la santé de ces artisans que pour mettre ceux qui les avoisinent à l'abri de tout danger, qu'on les obligeât à ne pas conserver dans leurs réduits ces tas d'ordures, et à les transporter au fur et à mesure, par hottées, aux lieux qui servent d'entrepôt général, et qui eux-mêmes devraient être, non pas des pièces ménagées dans les habitations particulières, mais de vastes hangars situés dans les lieux inhabités, au grand air sur les confins des faubourgs, ou mieux encore en pleine campagne. Les chiffonniers, ainsi que les tondeurs de peaux de lapins, les cardeurs de matelas et de couvertures, trouvent presque toujours, dans les poussières irritantes au milieu desquelles ils vivent, la cause de leur mort, et périssent, pour la plupart, jeunes encore, de quelque maladie du poumon. Quant aux hydropisies, aux infiltrations des membres inférieurs, aux asphyxies, etc., leur fréquence se trouve suffisamment expliquée par le grand nombre de blanchisseuses qu'on rencontre dans les logemens de quelques-unes des rues du quartier qui nous occupe. C'est surtout chez leurs enfans que l'atmosphère continuellement humide, dans laquelle elles sont forcées de vivre, entraîne une détérioration bien remarquable : ils sont blêmes, lourds, sans intelligence, et offrent tous les caractères d'une constitution éminemment scrofuleuse. L'établissement de plusieurs grandes buanderies où s'exécuterait le blanchissage par le moyen de la vapeur, pourrait seul prévenir de semblables accidens. Mais en attendant qu'il fût possible, sans nuire à une foule d'intérêts particuliers, de mettre en pratique quelques-unes des dispositions projetées à cet égard, combien il serait à souhaiter, pour le salut des blanchis-

seuses, qu'on les reléguât toutes dans les faubourgs mêmes de Paris. Celles qui habitent le
centre de la ville sont obligées, par la cherté
des logemens, de se restreindre à des locaux
trop peu spacieux pour le genre de travail auquel elles se livrent, et de choisir des rues
étroites, qu'elles rendent encore plus obscures
et par conséquent plus malsaines par cette
énorme quantité de linge mouillé qu'elles suspendent à leurs fenêtres. Les blanchisseuses
qui nous apportent le linge des campagnes voisines, où elles sont plus grandement et plus
convenablement logées, n'offrent-elles pas,
sous le rapport de la santé, le contraste le plus
frappant avec celles qui habitent certaines parties du neuvième ou du douzième arrondissement? Enfin, un des motifs qui contribuent
encore puissamment à la malpropreté des rues
dont nous nous occupons, c'est qu'au mépris
des ordonnances de police les plus positives,
la nuit est à peine arrivée que chacun vide par
les fenêtres des ordures de toute nature, et
infecte par ce moyen la voie publique.

Un peu au-dessus du niveau du sommet des
hauteurs Saint-Geneviève, et vers leur côté oc-
cidental, commence un côteau allongé, se dirigeant au sud, pour aller se confondre avec les

buttes qui dominent la ville près de Mont-Rouge
et de Gentilly. C'est sur le sommet de ce côteau,
et sur sa pente exposée au nord-ouest, qu'est
placé le quartier de l'Observatoire, aussi désigné sous le nom de Faubourg-Saint-Jacques.
Ce quartier, exposé à tous les vents, est assez
sain, quoique d'ailleurs la plupart des maisons
offrent dans leur construction la simplicité,
parfois même la négligence et l'irrégularité
qu'on remarque en général dans toutes celles
qui composent le douzième arrondissement. Il
est construit, en partie, sur d'anciennes carrières à pierres que, dans l'origine de Paris,
l'on avait exploitées de ce côté-là, et dont les
galeries souterraines, connues sous le nom de
Catacombes, ne sont qu'une suite. Toute espèce
de crainte sous le rapport de la solidité des
voûtes sur lesquelles porte ce quartier, serait
aujourd'hui entièrement chimérique ; car, dans
les lieux où les concavités n'ont pas été com-
blées, on a construit, à des distances fort rapprochées, d'énormes pilastres qui donnent à ces
voûtes un appui suffisant, mais dont elles man-
quaient encore vers le milieu du siècle dernier,
où divers accidens firent douter de leur solidité. L'élévation de l'extrémité du faubourg
Saint-Jacques, son voisinage de la campagne,

son éloignement des centres principaux d'infection, sont autant de circonstances qui déposent en faveur de l'air qu'on y respire, et dont on a su tirer parti pour l'établissement de plusieurs maisons de charité, telles que l'institution des Sourds-Muets, l'hôpital militaire du Val-de-Grâce, l'hôpital des Vénériens et la maison de santé du même nom, l'hospice de la Maternité et ses dépendances, enfin l'hospice Cochin.

Le quartier Saint-Marceau et le faubourg du même nom recouvrent la pente des hauteurs de Sainte-Geneviève, qui regarde le sud-est, et celle du côteau du faubourg Saint-Jacques qui regarde l'est. C'est immédiatement au pied de ces hauteurs que coule la Bièvre ou la rivière des Gobelins, dont elles bordent ainsi la rive droite. Cette petite rivière, avant d'entrer à Paris, marche, dans un vallon assez découvert, pendant 15 kilomètres environ, du sud au nord; pénètre dans la ville près de la barrière de Croulebarbe, suit sa première direction pendant 500 mètres, puis se contourne pour se diriger vers l'est, et va dans ce sens se rendre, à angle droit, dans la Seine à 350 mètres environ du lieu où ce fleuve entre dans Paris. La largeur moyenne de son lit est de 7 à

9 pieds; quant à la profondeur de ses eaux et à la rapidité de leur courant, elles varient à chaque instant selon la nature des établisse-mens en activité sur ses bords. Le terrain qui, dans l'intérieur de la ville, borde la rive gauche de la Bièvre est beaucoup moins re-levé que celui du côté opposé, et forme le faubourg Saint-Victor, qui communique avec celui Saint-Marceau par une multitude de ponts faisant suite aux rues principales. Ces différens quartiers réunis offrent assez bien l'aspect d'une ville de cinquième ou de sixième ordre, d'une cité particulière entièrement dis-tincte des autres quartiers de la capitale dont ils font partie, et dont rien ici ne peut rappeler l'idée. Nous connaissons déjà les motifs qui ont banni toute espèce de luxe dans la construction des maisons, et ont déterminé la négligence qu'on y observe partout. Les causes de leur malpropreté intérieure dépendent uniquement du genre de travail auquel se livrent leurs ha-bitans. Ce sont, pour le plus grand nombre, des tanneurs, des mégissiers, des corroyeurs, des hongroyeurs, des maroquiniers, des tein-turiers, des fabricans de couleurs, d'acides, de chandelles, des brasseurs, des fabricans de mottes à brûler, des nourrisseurs, etc. Ces

individus occupent, pour leur travail, la partie la plus éclairée et la mieux disposée de leurs maisons, et ne réservent pour eux qu'une pièce ordinairement étroite et obscure qui, chez les chefs d'ateliers, sert d'entrepôt aux matières travaillées, et dont, chez les artisans journaliers, une famille nombreuse, des chats, des chiens, des lapins ou des cabiais, leur aident à corrompre l'air. La Bièvre, occupant la partie la plus déclive de ces quartiers, devient nécessairement le réceptacle des ordures et de toutes les eaux immondes qui s'écoulent des ateliers ou des fabriques établis directement sur ses bords, ou à quelque distance; elle communique même avec la plupart des latrines. Tout ce *detritus* de matières animales, retenu par la lenteur même de la petite rivière, et par les divers obstacles qu'on a placés à dessein sur son cours, tels que les moulins, les lavoirs, etc., forme sur chacun de ses côtés une fange noirâtre, gluante et toujours épaisse de plusieurs pieds, et lui donne véritablement partout l'aspect d'un vaste égoût. Si, par une circonstance quelconque, cette fange est soulevée, ou si, par un décroissement de l'eau, elle se trouve en contact avec l'air, elle répand l'odeur la plus infecte, et devient la source de ces fièvres dites intermittentes pernicieuses, des affections scrofuleuses et scorbutiques, qui, quoi qu'en disent quelques propriétaires des établissemens voisins, intéressés peut-être à voir les choses maintenues dans l'état actuel, sont comme endémiques dans quelques points des différens quartiers que nous décrivons. Ce qui prouve évidemment que l'acide hydro-sulfurique (hydrogène sulfuré) forme, sinon la totalité, du moins la plus grande partie des exhalaisons détestables qui s'échappent de cette vase lorsque, mise à sec, elle se boursouffle et se fend, de la même manière qu'une pâte soumise à la fermentation, c'est que, chez les riverains, l'argenterie et la batterie de cuisine sont habituellement ternies et altérées, et que, pendant les temps chauds, il leur est impossible de conserver le bouillon au-delà de quelques heures. D'ailleurs, à quoi pourrait-on attribuer le dégagement continuel des bulles de gaz qui, à l'approche des orages, ou durant les moindres chaleurs, viennent se crever à la surface de l'eau, si ce n'est à l'hydrogène sulfuré?

La Bièvre étant, sinon la seule, du moins la principale des causes de l'insalubrité de tous ces lieux, leur assainissement repose en grande partie sur des changemens favorables à apporter sur son état actuel ; vérité sentie depuis long-temps, et suffisamment établie par le savant rapport de M. le professeur Hallé, sur le cours de cette rivière, lu à la Société royale de médecine, le 30 août 1790 (1). En examinant d'une manière générale les changemens désirables, ne pourrait-on pas les réduire à ceux-ci : disposer les moulins qui sont placés sur la rivière, de telle sorte qu'ils ne retardent pas son cours, et ne favorisent pas l'entassement de toutes les matières que charient ses eaux naturellement boueuses ; ne permettre l'établissement des habitations qu'à une distance de six ou huit mètres de ses bords, et garnir ceux-ci d'une plantation d'arbres qui préservassent l'eau de l'action trop directe des rayons du soleil ; la première de ces deux dispositions augmenterait l'étendue de la masse d'air qui recouvre sa surface ; car l'expérience ne l'eût pas évidemment démontré, que déjà le raisonnement aurait fait pressentir que les maladies que nous avons désignées ci-dessus devaient particulièrement exercer leurs ravages

----

(1) Mémoires de la Société royale de Médecine ; tome x, page 70.

dans les lieux où le lit de la rivière est resserré par le rapprochement des maisons; chercher à donner plus de rapidité à son courant, et, dans tous les cas, rendre moins longs les intervalles qui séparent les époques de son curage, et établir des règles particulières pour son exécution; enfin rendre aussi aigu que possible l'angle que forme la rivière à son embouchure dans la Seine? Mais, s'il existe un moyen à peu près certain de remédier à la plupart des inconvéniens attachés à la Bièvre, et d'assainir les lieux qu'elle parcourt, sans entraver les opérations des manufacturiers riverains, c'est, sans contredit, l'établissement, à quelque distance des murs de la ville, d'un vaste réservoir dans lequel seraient reçues les eaux superflues de la Bièvre, et celles de quelques étangs voisins, et qu'on ouvrirait tous les deux ou trois jours pour former un courant d'eau vive qui, dans sa rapidité, entraînerait toutes les immondices accumulées dans le fond de la petite rivière ou sur ses bords. Je regrette que la marche que j'ai adoptée pour la description des autres quartiers ne me permette pas d'entrer dans de plus longs détails à l'égard du quartier St.-Marceau. Je laisse l'entier développement des changemens dont j'indique la nécessité, aux personnes que le désir du bien pourrait engager à prendre la vallée de la Bièvre pour objet exclusif de leurs recherches et de leurs méditations.

Pour ce qui est du ressort de l'hygiène privée, il serait essentiel de conseiller aux habitans, et notamment à ceux qui avoisinent la rivière ou quelques-unes de ses branches, de conserver, pour leur logement et pour celui de leurs familles, les pièces les plus élevées de leurs maisons, et n'ayant pas jour sur la rivière, et de destiner tout le reste à leurs fabriques et à l'entrepôt des matières qu'on y travaille.

Le médecin qui exercera son art dans les différens quartiers dont il vient d'être question, s'apercevra bientôt que les infractions, souvent aux préceptes les plus simples de l'hygiène, sont les causes les plus communes des maladies qu'il aura à traiter, et il n'hésitera pas à attribuer à l'abus des liqueurs alcooliques et d'alimens de mauvaise qualité, les gastrites et les gastro-entérites qu'il rencontrera à chaque instant. Quant à la pustule maline, au charbon, au panaris, à l'antrax, leur fréquence aurait lieu d'étonner, si on ne se rappelait que ces maladies affectent le plus ordinairement les personnes qui travaillent les dépouilles des animaux.

La population totale du douzième arrondissement est de 8o,079.

———

Si l'on cherchait à établir sur les tableaux de mortalité le rapport comparatif des décès propres à chacun des douze arrondissemens, on trouverait que leur quantité est d'autant plus grande que la surface de terrain qu'occupe l'arrondissement est moins considérable; c'est-à-dire qu'il semble en général que la mortalité soit en raison directe de l'étroitesse des rues, de l'élévation des maisons et de l'entassement des ménages. Trois arrondissemens font cependant exception à cette loi générale ; ce sont le huitième, le dixième et le douzième, dans lesquels des circonstances particulières viennent malheureusement éclipser les avantages qui résultent d'une position favorable et d'une étendue de terrain proportionné au nombre de leurs habitans, et rendent compte de la supériorité qu'ils ont en mortalité sur les neuf autres arrondissemens. En effet, le huitième, dont la plus grande partie est formée par le faubourg Saint-Antoine, contient les ouvriers qui se livrent aux travaux les plus pénibles, et en même temps les individus qui commettent le plus d'excès dans le régime. Le dixième est de tous celui qui contient le plus grand nombre d'établissemens publics, et notamment de maisons de bienfaisance. Enfin l'excessive mortalité du douzième est expliquée, d'une part, par les ateliers insalubres qu'il renferme ; de l'autre, par des défectuosités propres au local lui-même, et par l'extrême indigence des habitans qui en occupent certains points ; nul doute même que ce dernier motif ne soit le plus puissant de tous ; car si l'on met en parallèle le premier arrondissement, qui contient le plus d'individus riches, avec le douzième, qui renferme le plus de pauvres, on ne trouve, dans le premier, qu'une mortalité annuelle de huit cents personnes environ, à opposer à quinze ou seize cents décès que donne ordinairement le douzième. La population (non la population générale, mais celle qui est formée d'individus ayant un domicile fixe) est, à la vérité, de 45,854 dans le premier lieu, et de 66,393 dans le second : mais aussi une grande quantité des décès propres aux quartiers Saint-Jacques, Saint-Marcel, du Jardin-du-Roi et de l'Observatoire, est perdue pour les registres mortuaires du douzième arrondissement, dont les habitans vont, en très-grand nombre, mourir dans les hôpitaux. On trouve, en effet, dans un exposé des travaux du bureau central d'admission aux hôpitaux, que le nombre des individus envoyés à ces établissemens a été, en 1806, de 3,520 pour le douzième arrondissement, et seulement de 1,228 pour le premier; et dans l'un des tableaux contenus dans les recherches statistiques récemment publiées par ordre de M. le comte de Chabrol, pour les années 1817 et 1818, on voit que les indigens fournis aux hôpitaux civils (non aux hospices) sont, pour le premier arrondissement, de 1 sur 348 habitans, et, pour le douzième, de 1 sur 99. Ah! n'en doutons plus, s'il est vrai qu'il n'y a sur la terre de bonheur un peu certain, et de chances favorables de conservation, que pour celui qui jouit en paix d'une douce aisance, il n'est que trop véritable aussi que les peines de la vie sont inégalement partagées entre les deux conditions extrêmes et opposées de la fortune! Non, jamais les tourmens qu'entraîne l'ambition chez l'homme opulent, et les maladies qui l'assiègent en suivant de près le luxe et l'abus des jouissances, ne vengeront celui qui vit dans la pauvreté que d'une faible partie du poids accablant des maux inséparables de sa position.

Le rapprochement des tableaux des décès fournis par les quartiers situés sur la rive gauche de la Seine, et par ceux qui occupent la rive droite, prouve combien il devient important, pour décider de la salubrité d'un lieu, de distinguer exactement les causes de mortalité qui dépendent du lieu même, de celles qui lui sont étrangères ; car, quoique la population de la rive gauche ne soit dans la population générale représentée par 100 que pour 3o, et celle de la rive droite pour 70, la mortalité de cette dernière ne l'emporte guère que d'un tiers sur celle de l'autre rive. On aurait cependant tort d'en conclure que les quartiers de droite sont plus sains que ceux de gauche : le contre existe ; et on en sera convaincu en réfléchissant qu'indépendamment des décès des hôpitaux, qui viennent augmenter les listes de mortalité de ces derniers, ils sont aussi ceux qui offrent le plus grand nombre d'individus au-dessus de 60 ans, époque de la vie où la mortalité est, de toute nécessité, plus grande.

Enfin, quoiqu'il reste bien évidemment démontré que la mortalité est à Paris, comme dans tous les autres lieux, en raison de la disposition vicieuse des différens quartiers, on ne doit pas admettre, sans de grandes restrictions, que les maladies qui sévissent d'une manière générale à certaines époques, c'est-à-dire qui

offrent un caractère vraiment épidémique,
exercent des ravages proportionnés à l'étroitesse et à la malpropreté des rues des quartiers
dans lesquels elles se déclarent : cette opinion
serait directement combattue par le tableau
des épidémies notables qui ont affligé la capitale depuis la fin du siècle dernier. La plupart
d'entre elles, par exemple, celles qui ont régné
en 1801, 1804, 1806, 1813, 1814 (celle de
ces deux dernières années était le typhus),
ont paru indistinctement dans les lieux les plus
élevés et les plus salubres ; aussi ont-elles compté
presque autant de victimes dans les faubourgs
Saint-Martin, Saint-Denis et Saint-Antoine,
dont la position est des plus favorables, que
dans le faubourg Saint-Marceau, qui occupe
une espèce de bas-fond sillonné par une rivière
infecte, et dont les habitans se livrent, en grand
nombre, à des travaux d'une extrême malpropreté. Cette observation avait déjà été faite,
à différentes époques, à Vienne, à Stuttgard (1),
à Londres, à Cadix, à Marseille (2), à Lyon (3).

---

(1) Consbruch ; *Disser. sistens histor. febris muco. bilio* ;
annis 1783.
(2) Malouin ; Académie des sciences ; année 1751.
(3) Gellot ; Peste de Lyon.

CHAPITRE QUATRIÈME.

ÉTUDE PHYSIQUE ET MORALE DE L'HOMME.

§ I.

Mouvement général de la population, et Réflexions médicales qu'il peut suggérer.

(*Population.*) Depuis l'instant où Paris fut érigé en ville capitale, sa population n'a cessé d'être considérable; aujourd'hui elle a réellement quelque chose de surprenant, si on a égard à l'étendue de terrain qu'occupe la ville (34,396,800 mètres carrés). Au commencement de la révolution elle était, suivant les relevés faits par ordre de l'Assemblée constituante, de 550,800; mais le dernier recensement, fait au premier mars 1817, la porte à 713,966 individus, dont environ 333,644 du sexe masculin, et 380,322 du sexe féminin, et divisés en 224,922 ménages. Cette augmentation de population semblerait extraordinaire, si on négligeait d'envisager l'état de la France pendant l'intervalle qui sépara ces deux époques. A la première, Paris était bien, comme aujourd'hui, le séjour favori du luxe, le théâtre des plaisirs, mais son commerce n'avait qu'une activité fort ordinaire, et presque exclusivement relative aux besoins de ses habitans. Pendant les quatorze premières années de 1800, tout le commerce maritime fut suspendu, l'industrie française redoubla d'efforts pour suppléer aux marchandises exotiques, et Paris, devenu nécessairement le centre de cette nouvelle activité, l'entrepôt général des produits de nos manufactures, vit sa population s'accroître de 163,166 individus ; augmentation à laquelle a bien assurément contribué l'importance des différens événemens politiques dont il a été le théâtre pendant les dix années qui précédèrent le blocus continental.

(*Mariages.*) Le nombre des mariages, en général subordonné à la marche de la population, et variable suivant diverses circonstances politiques, est, dans son terme moyen, d'environ 6,000 ; en 1710 ils n'étaient que de 3,388 ; de 1771 à 1784, monsieur de Laplace a trouvé ce terme moyen de 5,023 ; en 1807 il ne s'en contracta que 4,236, tandis qu'en 1816 ils montèrent à 7,981, pour retomber l'année suivante à 6,382, et diminuer progressivement pour atteindre le terme moyen ordinaire. Sans nier l'influence que le nouvel ordre des choses eut sur l'amélioration des mœurs, il est, ce me semble, inutile d'aller, avec M. Friedlander (1), chercher dans l'hypothétique la cause de l'augmentation qui se fit remarquer en 1816 et 1817; elle fut une suite naturelle du retour dans leur famille de deux ou trois cent mille soldats que la défense de la patrie retenait, avant cette époque, sous les drapeaux, et dont un grand nombre fixèrent leur domicile dans la capitale, en vertu de la facilité qu'elle offrait aux uns de solliciter de nouveaux emplois, aux autres de dépenser avec luxe la fortune que des grades supérieurs ou d'autres circonstances leur avaient fourni l'occasion d'acquérir.

(*Naissances.*) Il naît, dans l'année moyenne, environ 23,800 individus. Le maximum des naissances qui ont eu lieu pendant les dix années qui finissent en 1817, fut de 27,000 (1817), et le minimum de 21,625 (1808). En 1818 il y en eut 23,067, et en 1819 24,344. Le rapport

---

(1) Dictionnaire des Sciences médicales ; *mortalité.*

des enfans, assez improprement nommés na-
turels, est au nombre total des naissances
comme un est à trois et demi. Quelque considérable que soit cette quantité de naissances
illégitimes, elle est cependant une des preuves
qui déposent le plus directement en faveur de
la génération actuelle; car elle est inférieure
de beaucoup à ce qu'elle était il y a un demi-
siècle. On trouve en effet, dans *Buffon*, que sur
18,713 naissances qui eurent lieu en 1772, on
compta 7,676 enfans abandonnés, qui, presque
tous, naquirent hors le mariage. Laissons donc
les déclamations ridicules de quelques hommes
intéressés à louer le temps passé, et empres-
sons-nous de reconnaître que le progrès des
lumières est l'élément essentiel de l'amélioration des mœurs et du bonheur public.

Le nombre des garçons est constamment à
celui des filles comme 25 à 24; le rapport des
naissances avec le nombre total des habitans
et celui des mariages, est, dans le premier
cas de 1 sur 30; dans le second, de 21 sur 6.
Remarquons cependant que dans la France,
en général, on compte annuellement 1 naissance sur 28 habitans et 14 sur 3 mariages.
D'où peut venir cette supériorité des provinces
sur la capitale, relativement aux naissances,

si ce n'est de ce que, dans les grandes villes, et ici surtout, on rencontre plus de mariages avec disproportions d'âge, peu de ces unions dictées par des rapports sympathiques si favorables à la propagation de l'espèce, et que les femmes y sont sujettes à des pertes utérines et vaginales qui les rendent réellement moins fécondes, ou provoquent, dans bien des cas, l'avortement chez elles. Enfin serait-il déraisonnable de penser que cette différence dépend aussi de ce que les maris, et particulièrement ceux de la classe élevée de la société, savent imposer silence à leurs désirs pour éviter les désagrémens inséparables d'une famille trop nombreuse, ou dans la crainte qu'une trop grande division des fortunes n'enlève à chacun des membres de la famille la faculté de soutenir le même rang.

Le nombre des naissances ne paraît pas être également réparti sur les différentes époques de l'année; la plus grande partie arrive en hiver. Sans chercher à déterminer les causes qui rendent certains mois plus productifs que d'autres, ce qu'on pourrait néanmoins établir d'une manière probable, on est autorisé à croire, d'après le dépouillement des registres de six années, qu'ils se succèdent, sous ce rapport, dans l'ordre suivant : mars, janvier, février, mai, août, octobre, septembre, juillet, novembre, juin, décembre; les conceptions tomberaient donc en juin, avril, mai, juillet, août, novembre, janvier, décembre, octobre, février, septembre, mars. C'est aussi particulièrement en hiver qu'a lieu le plus grand nombre des accouchemens à l'hôpital de la Maternité : il devait nécessairement en être ainsi dans un établissement destiné à recevoir les femmes des artisans peu aisés et des indigens; comment, dans les grandes villes, les individus de cette classe pourraient-ils songer aux plaisirs de l'amour dans une saison où ils ont à lutter contre les rigueurs du froid, la diminution des salaires et la cherté des vivres? Au milieu de tant de maux le besoin de la conservation de l'individu est le seul qui se fasse vivement sentir; ce n'est que lorsque les chaleurs du printemps et de l'été viennent les affranchir d'une partie de leurs peines, que le sentiment de la conservation de l'espèce reprend tous ses droits.

(*Mortalité.*) Il meurt annuellement à Paris de 21 à 22 mille individus, ce qui donne 1,793 décès par mois, ou de 59 à 60 par jour environ. Le terme moyen des 10 années qui finissent en

1817, est de 21,350; celui des quatre années 1816, 1817, 1818, 1819, de 21,334; en 1819 et 1820 la mortalité a été à la population générale supposée la même qu'à l'époque du dernier recensement, à très-peu de chose près, comme 1 est à 31 5/6. Le même terme moyen des décès fournis par les 40 années qui finissent en 1763, fut, d'après les observations de M. Messence, de 18,881. Une simple augmentation de 2,469 dans les décès, sur celle de 163,166 dans la population, ne laisse aucun doute sur l'attitude plus assurée et la marche plus régulière qu'a prises la médecine depuis le renouvellement des sciences physiques, détruit toute espèce d'allégations contre les avantages immenses de la vaccine, montre enfin que toutes les branches de l'administration publique marchent à leur perfection. Il en est des décès comme des naissances, le nombre n'en est pas également partagé entre les deux sexes : le masculin est constamment plus chargé, et cela non-seulement dans le rapport des naissances, mais considérablement au-delà; car, dans l'année moyenne qu'on pourrait établir sur les tables de mortalité des années 1806, 1807, 1808, 1809, 1810, 1811, 1812, 1813, 1816, 1817, les hommes l'emporteraient de

1132; observons pourtant que nous avons omis à dessein les années 1814 et 1815 qui, pour des raisons connues, ont été assurément plus désastreuses pour les hommes que pour les femmes. Sans doute on pourrait opposer à ce résultat celui des années 1816, 1817, 1818, 1819, pendant lesquelles le terme moyen des décès fût de 10,884 pour les femmes, et seulement de 10,450 pour les hommes : ce qui établit, pour les premières, une supériorité annuelle de 434 ; mais cette objection cessera entièrement d'être valable lorsqu'on se rappellera que les quatre années dont il s'agit ont été remarquables par des instans de disette et par des hivers rigoureux : or, on sait que ces crises passagères font ressentir leur funeste influence plus particulièrement sur les enfans et sur les femmes. Ainsi donc, toutes les fois qu'on voudra obtenir un terme moyen, on devra l'établir sur des observations nombreuses ; car ce n'est que dans ce cas que les causes diverses, se contrebalançant mutuellement, pourront offrir des résultats dont les compensations seront suffisantes. Ce serait le lieu, sans doute, de noter ici l'influence que chacune des saisons exerce sur le nombre des décès ; mais ces considérations, et les développemens dont elles sont susceptibles, trouvant plus naturellement leur place dans le chapitre particulier que nous destinons aux constitutions médicales, nous allons examiner la quantité pour laquelle chacune des différentes phases principales de la vie a contribué à compléter les 213,501 décès qu'ont offerts les dix années précédemment énumérées, et nous verrons que les causes générales qui décident de cette inégale répartition, reçoivent, de la part des localités, des modifications dont la connaissance exacte et la juste appréciation seraient du plus haut intérêt non-seulement pour l'histoire naturelle de l'homme, et en particulier pour la science de l'hygiène, mais aussi pour la morale et la philosophie.

Depuis la naissance jusqu'à l'âge de cinq ans il est mort 56,562 individus, dont 31,803 pour la première année, 10,670 pour la seconde, 6,313 pour la troisième, 4,471 pour la quatrième, et 3,305 pour la cinquième; de cinq à dix, 8,355; de dix à vingt, 11,194; de vingt à trente, 20,541; de trente à quarante, 15,785; de quarante à cinquante, 19,732; de cinquante à soixante, 21,726; de soixante à soixante-dix, 25,508; de soixante-dix à quatre-vingts, 24,749; de quatre-vingts à quatre-vingt-dix, 8,749; de quatre-vingt-dix à cent, 574; de cent et au-dessus, 6. (Le dixième de chacune de ces quantités donnerait un résultat que nous pourrions regarder comme un terme moyen annuel, ainsi que nous l'avons fait jusqu'à présent.) Les cinq premières années n'offrent pas ici le rapport qu'on observe en général entre elles, quand on examine la mortalité pour une nation entière : la première est relativement moins chargée; d'où l'on pourrait conclure, comme on l'a déjà fait, que les soins qu'on donne aux nouveaux-nés sont, à Paris, de beaucoup supérieurs à ceux qu'ils reçoivent à la campagne, ou que notre constitution atmosphérique a pour eux quelque chose de favorable. Mais si nous remarquons ensuite que les 31,803 décès qui se présentent pour cet âge, ne portent que sur les enfans qui sont restés dans le département de la Seine, et qui ne forment qu'un tiers environ du nombre total de ceux qui y sont nés, nous n'adopterons qu'avec une extrême réserve l'exposé des chances de conservation qu'on prétend que les nouveaux-nés, pris sans distinction de constitution, rencontrent dans les villes; je dis plus, nous serons en droit de supposer ces chances leur être tout-à-fait défavorables. En effet, en admettant d'un côté que, sur le nombre des décès de cet âge, 3o,ooo seulement appartinssent à Paris, pour les dix années sur lesquelles nous avons calculé (le reste étant réparti sur les environs qui forment la banlieue), de l'autre côté, que les deux tiers que nous prétendons en sortir y restassent et fournissent chacun un nombre équivalent , on aurait 9o,ooo décès pour dix ans, ce qui donnerait annuellement un terme moyen de 9,ooo, c'est-à-dire une quantité qui égalerait , dépasserait même le tiers des naissances, qui n'est que de 8,ooo. Or, nous faisons évidemment une très-grande concession en supposant, pour les enfans qu'on a envoyés dans les campagnes, le sort de ceux qui restent à la ville; car ces derniers qui appartiennent, pour la plupart, à des familles aisées, reçoivent des soins qui manqueraient aux autres ; donc la mortalité de ceux-ci serait, de toute nécessité, plus grande. Ainsi, quoiqu'il reste incontestablement démontré que les enfans, considérés en général, retirent d'immenses avantages de l'allaitement maternel et des soins qu'ils reçoivent directement de leurs parens, il n'en est pas moins certain que la privation de ces mêmes avantages a , sur la santé et la vie des enfans,

une influence moins pernicieuse que cette espèce d'étiolement que subissent, dans des logemens étroits, obscurs et souvent malpropres, ainsi que dans les entresols ou les arrières-
boutiques, le plus grand nombre de ceux qui
appartiennent à la classe des ouvriers ou des
marchands habitant les grandes villes. L'extrême mortalité qu'offre la seconde année semble ne laisser aucun doute à cet égard. On
trouve aussi, sur les tableaux des décès de
cette deuxième année et de la suivante, de
nombreuses victimes du muguet, du carreau,
et des affections convulsives que détermine
une dentition souvent pénible et orageuse. Je
suis loin de regarder ces affections comme le
résultat inévitable de la position dans laquelle
se trouvent les enfans à l'époque de l'éruption
des dents : l'exécution d'une fonction naturelle
ne saurait constituer un état pathologique ;
mais je crois qu'elles pourraient bien être la
suite de l'habitude où l'on est, dans les grandes
villes, de mettre entre les mains des jeunes
enfans des hochets d'une substance trop dure
qui, loin de ramollir les gencives, les durcis-
sent, et par ce moyen apportent à la sortie des
dents un obstacle de la présence duquel on n'est
averti que par les cris continuels de l'enfant, et

qu'on ne peut détruire qu'en pratiquant une in-cision cruciale sur la partie de la gencive qui cor-respond à l'endroit où la dent veut apparaître.

Les quatre années qui suivent n'offrent rien d'extraordinaire pour la quantité des décès; seulement il est bien à déplorer que, dans une ville où tout semble concourir à propager les lumières, on y reconnaisse, comme partout ailleurs, les tristes effets de la résistance opi-niâtre que le peuple s'obstine à opposer aux progrès de la vaccine, et les succès des efforts de quelques esprits malfaisans qui cherchent à entretenir cette funeste prévention, et que to-lère l'autorité, ou qui échappent à ses pour-suites. Une chose fort remarquable, et que peu de personnes cependant semblent avoir obser-vée, c'est que les dix secondes années qui ont été, avec quelque raison, généralement regardées comme meurtrières, se présentent à Paris assez favorablement; le travail de la puberté, dont les phénomènes dénotent le milieu de cet in-tervalle, n'a point, comme on semble d'abord le prévoir, un rapport d'intensité avec la vie tumultueuse et agitée qu'on mène dans les grandes villes; la précocité des désirs que tout contribue à exciter dès l'âge le plus tendre, semble établir entre les deux premières pé-

riodes principales de la vie, des nuances presque imperceptibles, et rendre moins meurtrières, chez le sexe féminin surtout, les secousses qui signalent l'approche de la deuxième.

Si maintenant de l'adolescence nous passons
à l'examen des quatre dernières années du troisième septénaire, et des quatre premières du
quatrième, nous ne tarderons pas à trouver
exagéré le degré de certitude qu'ont jusqu'ici
supposé, pour la vie de l'homme une fois entré dans l'âge viril, tous ceux qui se sont
occupés des probabilités de la vie humaine :
le nombre des décès, depuis vingt jusqu'à
vingt-cinq ans, est, à Paris, presque égal
(12,306) aux produits réunis des cinq années
précédentes et des cinq qui suivent (15,391);
et, en supposant même que cette excessive
mortalité dépende de quelque cause propre à
notre ville, on ne peut disconvenir qu'il doit
exister, dans tous les lieux où les hommes sont
réunis en grandes masses, des circonstances
défavorables, susceptibles de contrebalancer
et au-delà les avantages que l'homme de vingt
à vingt-cinq ans peut trouver dans le développement complet de son organisation physique.
A cette époque, en effet, pénétré du sentiment
d'une vigueur nouvelle, mais privé du frein

qu'il empruntera plus tard de la raison et de l'expérience, pour en diriger l'emploi, il est loin d'échapper sans naufrage à tous les écueils où le précipite à chaque instant le premier orage des passions; conduit vers le plaisir par la nature elle-même, mais abusé sur l'état réel de ses forces, il s'abandonne inconsidérément et sans réserve aux jouissances de toute espèce, et un grand nombre de jeunes gens, victimes de leurs propres excès, succombent à leur entrée sur la scène du monde. Dans les villes dont les relations commerciales sont étendues, ou mieux dans les villes manufacturières, ne doit-on pas aussi mettre les professions au nombre des causes qui influent le plus directement sur la mortalité des jeunes gens? Indépendamment de la vie sédentaire que commandent la plupart des états, et de la contrainte qu'ils exigent, croit-on qu'il est facile de se plier à des conditions souvent incompatibles avec nos propres goûts; suppose-t-on qu'on peut, sans danger pour la vie ou pour la santé, s'habituer à respirer un air vicié par les émanations délétères qui s'élèvent dans la plupart des ateliers, et qui entrent en premier lieu dans l'énumération des causes qui rendent, à cet âge, si effrayans les ravages de la phthisie pulmonaire? Dans un tableau des décès rédigé d'après les relevés que M. Benoiston de Châteauneuf a faits dans les douze mairies, pendant les années 1816, 17, 18, 19, on trouve que sur 4,733 personnes qui succombent annuellement à quelque affection du système pulmonaire, 800 sont des jeunes gens de vingt à trente ans. Enfin n'est-il pas juste encore d'admettre au nombre des causes qui compromettent la vie des jeunes gens dans les grandes villes, les chagrins auxquels des séparations douloureuses condamnent un grand nombre de ceux qu'on y envoie pour s'y exercer à un genre quelconque d'industrie, ou s'y livrer à l'étude d'une science? S'il en est quelques-uns qui s'applaudissent d'être affranchis de la tutèle de leurs parens, combien d'autres aussi sentent vivement la différence des soins qu'on leur prodiguait au sein de leur famille, et de ceux qu'ils reçoivent des étrangers, et que souvent ils paient si cher!

Si, par un jugement irréfléchi, on mettait en doute la réalité des causes diverses que nous avons présumées accroître la mortalité des jeunes gens, il suffirait, pour se convaincre de leur existence, de jeter un coup-d'œil comparatif sur le nombre des décès qu'offre, à cette époque, le sexe féminin; et en le voyant inférieur d'une moitié et plus, on conviendra que les femmes trouvent dans la tranquillité de la vie domestique, dans cette réserve soutenue à laquelle la nature les assujettit, sans doute aussi bien que notre système social, des chances de conservation qui manquent à l'homme du même âge.

Si nous poursuivons nos observations depuis la vingt-cinquième jusqu'à la soixantième année, nous rencontrons sur le tableau de la mortalité des hommes, entre chacun de ces sept espaces de cinq ans, des incohérences et des irrégularités dont on chercherait, peut-être en vain, à se rendre compte, et qu'il serait sans doute important d'apprécier ; ils se succèdent dans l'ordre suivant : le deuxième, le troisième, le premier, le quatrième, le cinquième, le sixième et le septième. Pour les femmes, au contraire, les nombres fournis par chacun de ces espaces, diffèrent assez peu et sont constamment entre quatre et cinq mille, se succédant par ordre, et ce qu'il y a d'étonnant surtout, c'est que le quatrième et le cinquième, c'est-à-dire, de quarante à cinquante ans, époque de la cessation du flux menstruel, n'offrent pas un surcroît remarquable ; ce qui semble, par conséquent, autoriser à croire

exagérées, pour Paris du moins, les circonstances défavorables dans lesquelles on suppose
ordinairement les femmes de cet âge. Le seul
moyen d'expliquer l'exception dans laquelle
elles se trouvent ici à cet égard, n'est-ce pas
d'admettre que, dans les grandes villes où le
désir de plaire est la seule occupation des
femmes de certains rangs, l'influence du cerveau sur l'utérus, se propageant au-delà de
l'époque accoutumée, les fonctions de ce dernier organe ne cessent qu'insensiblement, et
que cette cessation progressive permet à la tur-
gescence, dont il était le siége, de se dissé-
miner également sur tous les autres organes, et
non pas de faire une sorte d'irruption sur un
seul? Le système pulmonaire, qui semble partout être un de ceux qui souffrent le plus dans
cette époque, vulgairement désignée sous le
nom de critique, ne compte annuellement ici,
comme résultat de quelques-unes de ses affections, que 330 ou 340 victimes de quarante à
cinquante ans.

Parmi les réflexions que fait naître l'examen
des tableaux de mortalité pour les deux sexes,
il en est encore une qui mérite d'être approfondie ; c'est celle qui est relative aux suicides.
Le nombre des êtres infortunés que le désespoir

du bonheur porte à calculer leur propre destruction, et à tourner sur eux-mêmes une main
meurtrière , est considérable à Paris ; son
terme moyen, établi sur le dépouillement des
listes des décès , se trouve être de 300 à 350 ;
en 1817, cette quantité a été de 351, dont 235
hommes et 116 femmes ; en 1819 , de 376 ,
dont 250 hommes et 126 femmes. Ce nombre,
déjà effrayant par lui-même , nous semble cependant bien loin de s'approcher du terme réel,
et cela pour deux motifs : le premier, c'est que
les parens de quelques personnes qui se sont
suicidées , pour éviter une tache infamante à
leur famille, cherchent à obtenir et obtiennent,
en effet , dans bien des cas , de faire regarder ce
genre de mort comme le résultat d'un *accès de
fièvre chaude,* et de substituer, par conséquent,
sur l'acte d'attestation mortuaire , le mot d'a-
liénation mentale à celui de suicide. Le second
motif c'est que les registres de mortalité ne
tiennent aucun compte d'un grand nombre
d'individus qui n'ont pas eu la force de con-
sommer le meurtre , ou chez lesquels des secours imprévus et subits ont rendu vaine cette
atteinte volontaire à leurs propres jours. Que la
morale traite de lâcheté ce dégoût de la vie ,
ou que la philosophie , plus juste , le regarde

comme une suite presque inévitable de l'agitation générale des esprits, dans un lieu qui offre plus de causes susceptibles d'exciter les passions que de moyens propres à les satisfaire, dans une ville qui devient l'asile de tant de familles que les commotions politiques ou les hasards des spéculations commerciales ont précipitées du faite des grandeurs ou des richesses, et que l'espoir si souvent trompeur d'un meilleur sort, ou le désir de vivre ignorées, condamnent à languir au milieu d'un tumulte qui rappelle des jours de prospérité; l'expérience atteste qu'il est beaucoup plus fréquent ici dans la classe des prolétaires que dans toutes les autres. Les tableaux de mortalité de Londres présentent un résultat tout contraire; d'où l'on pourrait conclure qu'à Paris, les suicides sont déterminés, en plus grande partie, par la misère, et, chez nos voisins d'outre-mer, par l'oisiveté, l'ivresse, l'abus des jouissances et la triste perspective de l'impossibilité où ils se trouvent, de bonne heure, de s'en procurer de nouvelles. Dans le premier cas, c'est une aversion, une haine véritable; dans le second, un dégoût, un simple ennui de la vie, en un mot le *spleen*. Si l'on excepte la submersion qui compte un nombre à peu près égal de victimes dans les deux sexes, on trouve que les moyens de destruction sont différens dans l'un et dans l'autre : les hommes choisissent les armes à feu, ou cherchent à s'étrangler; les femmes périssent en se précipitant par des fenêtres, ou, le plus ordinairement, s'asphyxient par la vapeur du charbon (gaz oxyde de carbone et hydrogène carboné). Espérons, avec tous les amis de l'humanité, que la France n'enviera pas toujours inutilement à plusieurs États voisins, l'abolition complète des jeux de hasard; ils sont le motif du désespoir et de la ruine d'une multitude de familles, et la cause du plus grand nombre des suicides. Formons aussi des vœux pour que le peuple reconnaisse toute l'utilité des différentes caisses d'épargnes , ou des tontines sagement administrées et placées sous la protection immédiate du gouvernement ; elles assurent à la classe laborieuse des consolations et même de l'aisance dans un âge avancé. Quant aux suicides par submersion , de même que les submersions accidentelles, la proportion des individus sauvés ira toujours en croissant , surtout lorsqu'on aura mis en usage deux moyens récemment proposés : ces moyens sont l'établissement des bouées de sauvetage dans toutes les parties les plus dangereuses du courant de la Seine, et l'emploi des chiens de Terre-Neuve, animaux robustes et intelligens qui, en se jouant dans l'eau la plus rapide, vont à la recherche des personnes qui se noient, et les ramènent promptement au rivage.

Des probabilités relatives à la durée de la vie. Lorsque l'on considère les différentes lois de la population, dans un territoire fort étendu, comme un des grands États de l'Europe, ou une partie considérable d'un de ces États, on trouve que le terme moyen de la vie, c'est-à-dire, le nombre d'années que chacun aurait en partage, si la durée de la vie était la même pour tous, est égal au nombre qui représente le rapport de la population entière à la quantité annuelle des naissances; mais on commettrait une erreur grave si l'on appliquait cette conséquence à l'une des villes principales de l'Europe; car la proposition dont elle est déduite, suppose que la population est devenue stationnaire, et qu'il n'y a aucun effet sensible provenant de la sortie des natifs et de l'arrivée des étrangers. Mais, comme il n'en est pas ainsi dans ces dernières, la longueur moyenne de la vie s'y trouve de beaucoup inférieure à la valeur qui exprime le rapport de la population totale au nombre annuel des naissances ; à moins que les immigrations et les émigrations, ayant lieu dans une proportion à peu près identique, ne se compensent réciproquement ; ce qui n'existe par pour Paris, où le nombre des étrangers qui viennent l'habiter l'emporte considérablement sur celui des indigènes qui s'en éloignent pour aller s'établir ailleurs.

Quoi qu'il en soit de son rapport aux différens élémens de la population, la probabilité de la vie, au moment de la naissance, a été fixée par M. Lacroix, à huit ou neuf ans pour Paris, tandis qu'elle serait de vingt à vingt-un pour la France entière (ce qui confirme pleinement ce que nous avons avancé sur les chances défavorables de conservation que courent les enfans élevés au sein des grandes villes); mais à quarante ans cette extrême disproportion s'efface, et la probabilité, pour Paris, devient de vingt-un ; tandis que, pour la France en général, elle est de vingt-trois, mais qu'elle n'est que de dix-huit pour Londres et de dix-neuf pour Vienne. Tout porte à croire, ou même on peut regarder comme certain qu'à cet âge et pendant les années suivantes, la probabilité de la vie serait trouvée, dans Paris, de beaucoup supérieure à celle dont jouissent les habitans des départemens, si l'on faisait abstraction des petites villes, et qu'on n'envisageât que les campagnes à nombre égal d'individus. Cette chance de longévité, dont nous rencontrons un si grand nombre de preuves, paraît, au premier abord, bien extraordinaire pour une ville qui renferme tant de motifs de destruction; mais, comme elle existe réellement, on a cherché à en expliquer la cause, et ce qu'il y a de bien singulier, c'est qu'on s'est contenté, jusqu'à présent, d'admettre que la vie se maintient à Paris, comme dans toutes les grandes villes, par la multiplicité des causes excitantes dont on y est de toutes parts environné. Ce raisonnement met le corps humain dans le cas d'une horloge qui ne s'arrête pas tant qu'on imprime du mouvement à son pendule : autant eût valu dire que dans les grandes villes on vivait long-temps, parce qu'on y était distrait au point de ne pas songer à mourir. Croirait-on que cette opinion a été avancée par des médecins d'ailleurs d'un grand mérite, et ne serait-on pas disposé à n'y reconnaître qu'un véritable jeu de mots, qu'une sorte de fiction, si l'on ne songeait à combien d'erreurs n'a pas donné lieu la bizarre manie d'expliquer, d'une ma-

nière piquante et originale, tout ce qui paraissait difficile à concevoir ? N'était-il pas plus
simple , et plus raisonnable surtout, de penser
que cette longévité n'est qu'une suite naturelle
de la facilité avec laquelle les personnes avan-
cées en âge peuvent se procurer, à Paris, toutes
les commodités et toutes les douceurs de la
vie, et y jouir de tous les agrémens de la société , sans cesser un seul instant d'y vivre
dans une entière indépendance de principes et
d'actions : eh ! qui ne connaît le prix de tels
avantages ! Il suffisait , pour démontrer la réalité de cette assertion, de comparer le portrait
des hommes qui , par état , se livrent habituellement à des travaux durs et accablans , à
celui des individus riches ou seulement aisés ,
qui jouissent avec modération des faveurs de
la fortune ; les avantages que ce parallèle eût
fait ressortir pour ces derniers , eussent fourni
des faits précieux pour l'hygiène et des réflexions importantes pour la philosophie , et on
n'eût pas hésité à se persuader qu'un régime
frugal , un air plus pur et plus de tranquillité
morale , sont, pour l'habitant des campagnes
arrivé à l'âge de cinquante ans, une compensation tout-à-fait insuffisante des travaux pénibles de l'agriculture. Une opinion contraire

ne saurait être soutenue que pour consoler les êtres que la fortune a condamnés à vivre sous le poids des fatigues , en leur persuadant , comme l'a dit le savant Raynal , que leur état est , dans toutes les circonstances, le plus propre à maintenir la santé. N'avait-on pas, en effet, déjà remarqué que ce qui abrĕgeait le plus la vie du sauvage , était le besoin pressant qui le contraignait à faire de ses mouvemens et de sa force un usage trop répété? « Ses mouvemens extérieurs , dit M. le docteur Londe (1), sont trop continuels , les intérieurs par conséquent trop rapides; l'ensemble de sa vie entraine , en un mot, une consommation trop active du principe vital, pour qu'il puisse atteindre à un terme aussi reculé que l'homme qui , fidèle à la nature, serait dispensé, par les avantages inappréciables d'une vraie civilisation , de cette multitude d'actes qui accélèrent d'une manière si prodigieuse l'action de tout l'organisme animal. » Enfin , n'est-ce pas à cette économie de mouvemens , s'il est permis de parler ainsi , à des travaux moins pénibles et moins périlleux , que les femmes sont redevables de la probabilité d'un

---

(1) Gymnastique médicale ; introduction. 1 vol. , Paris , chez Baillière , rue de l'École-de-Médecine.

sort final plus éloigné? Depuis soixante - dix ans jusqu'à cent, les tableaux de mortalité sont constamment plus chargés pour elles que pour le sexe masculin. Dans les dix années qui, jusqu'à présent, nous ont servi de terme de comparaison, ces tableaux l'emportent sur ceux des hommes, des nombres suivans: de soixante-dix à soixante - quinze ans, 252; de soixante-quinze à quatre - vingts, 675; de quatre-vingts à quatre-vingt-cinq, 805; de quatre-vingt-cinq à quatre-vingt-dix, 406; de quatre-vingt-dix à quatre-vingt-quinze, 123; de quatre-vingt-quinze à cent, 21. Dans le dernier recensement nominal, on a trouvé à Paris 46,130 femmes de soixante à soixante - dix ans, et seulement 23,043 hommes du même àge; de soixante - dix à quatre-vingts, 15,747 femmes, et 7,017 hommes; de quatre-vingts à quatre - vingt - dix, 2,662 femmes, et 1,038 hommes; de quatre-vingt-dix à cent ans accomplis, 133 femmes, et seulement 42 hommes; ce qui établit une disproportion toujours croissante à l'égard du sexe masculin depuis soixante jusqu'à cent ans. De semblables observations suffisent pour montrer que les données générales sur lesquelles ont été basés les principes de l'histoire naturelle de l'homme, sont soumises à une multitude d'exceptions qu'il importe au médecin de savoir apprécier à leur juste valeur.

§ II.

Examen particulier de l'homme.

Si on ne réfléchit que légèrement sur les différences qu'offrent les hommes dans les mêmes positions climatériques, selon diverses circonstances propres à chaque pays, on se croit fondé à penser que les causes qui ont décidé ces changemens ont eu besoin, pour laisser des marques aussi profondes de leur influence, d'être entièrement isolées, et d'avoir eu constamment une action indépendante et soutenue. Mais un examen plus approfondi des choses détruit cette opinion, et Paris nous prouve évidemment qu'elle est erronée. Aucune ville n'a des rapports commerciaux plus étendus que la capitale d'un État de trente millions d'habitans ; aucune autre n'est sujette à plus d'émigrations, et à une affluence aussi considérable d'étrangers, n'offre enfin, dans ses habitans, des occupations et des genres de vie aussi divers ; et cependant, au milieu de ce mouvement perpétuel, l'homme est constamment le même, et

le Parisien porte, au physique comme au moral, un caractère aussi marqué que l'habitant
de toute autre ville. Un examen approfondi et
détaillé de ce caractère, serait, sans doute, une
digression étrangère à notre sujet ; les observations que fournissent ses nuances infinies,
ont, de tout temps, présenté plus d'intérêt pour
la morale que pour la médecine ; aussi n'en dé-
signerons-nous que les traits les plus saillans,
ceux dont la connaissance peut expliquer la
cause et la marche d'un grand nombre de maladies, avertir des modifications que doit
subir leur traitement, et faire pressentir les
ressources qui sont à notre disposition pour les
prévenir ou les rendre moins funestes.

Le Parisien est d'une taille souvent inférieure
à celle qu'on désigne communément sous le
nom de moyenne ; sa peau blanche et douce
au toucher, forme un contraste frappant avec
celle de l'habitant des petites villes, et surtout
des campagnes, qui reste plus que lui exposé
aux intempéries atmosphériques et à l'action
du soleil et de la lumière. Ses cheveux sont
blonds ou châtains, et ses yeux bleus. Le système
musculaire est, en général, peu développé
chez lui, de sorte que ses formes ont un aspect
qui a quelque chose de féminin. Dans la classe

ouvrière, ce système de la locomotion est quelquefois développé, mais presque toujours d'une manière irrégulière ou incomplète ; ce qui s'explique par l'exercice exclusif de certaines parties qu'exigent la plupart des métiers, et dont on rencontre un bien moins grand nombre d'exemples dans les campagnes où les mouvemens et, par suite nécessaire, les forces musculaires, sont plus également réparties. Le tempérament, c'est-à-dire la constitution physique propre au Parisien, s'éloigne, comme on le voit, de chacune de ces manières d'être distinctes et tranchées, admises par les physiologistes ; il paraît être la réunion de plusieurs et tenir le milieu entre ceux qu'on connaît sous les noms de nerveux, bilieux et lymphatico-sanguin ; le premier semble surtout dominer. Enfin, il n'est pas rare de rencontrer, à Paris, des constitutions physiques entièrement extrêmes et opposées, c'est-à-dire qu'il y a ici, comme dans la plupart des autres grandes villes, un assez grand nombre de rachitiques, vulgairement appelés noués, et de ces individus à poitrine grêle, à taille longue et effilée.

Les femmes sont, à Paris, plus jolies que belles ; sans avoir des traits parfaitement réguliers, elles doivent au développement du tissu cellulaire, à la blancheur et à la finesse de leur peau, des formes douces, assez gracieuses ; un regard vif et spirituel fait oublier la décoloration de leur figure ; une étude constante de plaire, et le prestige d'une coquetterie sans bornes, produisent en elles un effet agréable qu'on chercherait peut-être en vain dans la vraie beauté. Elles abusent malheureusement de tous les moyens qu'inventa cette coquetterie pour ajouter aux formes quelque agrément de convention, ou masquer quelques-unes de leurs défectuosités, et, dans l'emploi de ces moyens, la santé est toujours l'objet qu'elles consultent le moins. Quelle exagération, par exemple, n'apportent-elles pas dans l'usage des corsets baleinés, espèce de prison étroite où la plupart des femmes s'enferment aujourd'hui volontairement ; instrument fatal qu'inventa le goût le plus bizarre pour donner à la taille une finesse qu'elle ne doit pas avoir, ou pour cacher un défaut qu'il ne fait souvent qu'augmenter ! Aussi les funestes accidens qu'occasione la compression qu'exerce continuellement sur le corps cette partie du vêtement, sont plus fréquens et plus marqués à Paris que nulle autre part. Ainsi pressé dans tous les sens, le thorax ne peut acquérir ses dimensions naturelles, et les poumons ne se développent qu'imparfaitement ; de là cette gêne habituelle de la respiration, ces hémoptysies, cette toux continuelle, tristes avant-coureurs de la phthisie pulmonaire qui frappe ici tant de victimes. Mais ce n'est pas seulement sur les organes de la respiration que les corsets baleinés exercent leur dangereuse action ; ils compriment les glandes mammaires et les disposent aux engorgemens squirreux, ou les flétrissent et n'en forment plus qu'une masse sans grâce et sans harmonie. Et combien de femmes ne doivent pas uniquement à la difficulté qu'éprouve le mamelon de se développer, le chagrin de ne pouvoir apaiser les cris et les besoins de leur enfant qui vient de naître (1) ! O vous ! mères vraiment jalouses de la santé de vos filles, proscrivez à jamais de leur toilette

---

(1) La pression prolongée que forme le corset sur les vaisseaux axillaires, me paraît être, dans bien des cas, la cause prédisposante de ces sortes d'engouemens sanguins, d'inflammations chroniques qui, sous le nom d'angelures, affectent les mains d'une multitude de jeunes filles et particulièrement de celles qui restent dans les comptoirs, exposées au froid ; j'ai fait part à plusieurs de la possibilité de cette cause, et toutes celles qui ont consenti à serrer moins la partie supérieure du corset, ou d'y renoncer pendant quelque temps, ont vu disparaître cet état désagréable des doigts.

les busques et les baleines ; que leurs corsets
soient composés d'un tissu ferme, mais élastique
qui, en soutenant convenablement le corps,
puisse se prêter à tous ses mouvemens ; et, si
quelques-unes d'entre vous prétendaient encore
que la finesse d'une taille en constitue la
beauté, qu'en se rendant aux promenades où
elles viennent étaler leurs grâces, elles s'ar-
rêtent un instant dans ce temple où le génie
des arts a déposé le type de la perfection des
formes, et qu'elles nous disent si c'est parmi
leurs filles que les Praxitel, les Apelle, les Phidias
ou les Pygmalion eussent trouvé des modèles.

Envisagé sous des rapports purement moraux, le portrait du Parisien offre des couleurs qu'il n'est pas impossible de saisir, malgré leur excessive variété : on peut dire, en général, qu'il est vif, spirituel, industrieux et
méritant, peut-être moins qu'on se plaît à le
répéter, l'épithète de frivole ; il est curieux,
apporte, dans le travail, du goût, une imagination ardente et un esprit inventif qu'il croit
devoir le dispenser d'une activité soutenue ;
séduit par les attraits sous lesquels l'étalage du
luxe présente la fortune, il se tourmente sans
cesse pour l'atteindre, et, s'il y parvient, il s'a-
gite pour en jouir. De ce travail perpétuel de

l'esprit, de cet effort constant du moral, il résulte nécessairement une grande mobilité ou
mieux une susceptibilité nerveuse, une prédominance encéphalique qu'il importe tant au
médecin de ne jamais perdre de vue (1). Les
enfans, dont un très-petit nombre présente
une constitution physique moyenne entre un
embonpoint pour ainsi dire séreux, et une extrême maigreur, annoncent, pour l'ordinaire,
beaucoup de conception et d'intelligence. « Les
yeux, dit l'auteur des Tableaux de Paris, per-
pétuellement frappés de ce nombre infini d'arts,
de métiers, de travaux, d'occupations diverses,
peuvent-ils s'empêcher de s'ouvrir de bonne
heure, et de contempler dans un âge où ailleurs on ne contemple rien.....? L'esprit peut-
il demeurer immobile et froid, tandis qu'il est

---

(1) Que d'hommes spéculent ici sur ce besoin toujours
pressant, qu'éprouvent les esprits, d'émotions nouvelles!
C'est sur cette curiosité, ce goût du changement, ce désir
du merveilleux, cet amour pour les prodiges, qu'une nuée
de charlatans de toutes les couleurs fonde son espoir. Nulle
part il ne leur était plus facile de séduire par des pro-
messes fallacieuses et des affiches mensongères, d'usurper
des réputations et d'acquérir d'immenses fortunes. Mesmer
et Cagliostro pouvaient-ils trouver un théâtre plus propre
à leurs jongleries?

à chaque instant stimulé, éveillé de sa léthargie, par le cri de l'art qui modifie la nature? Les têtes les plus stupides sont forcées de raisonner. » Malheureusement on abuse trop souvent de cette précocité de développement des facultés intellectuelles. On oublie que ce n'est pas en surchargeant la mémoire que l'on forme le jugement : aussi un grand nombre de ces petits génies finissent par être des hommes fort ordinaires ; et si une organisation vraiment solide, permet à quelques-uns de résister à cet exercice prématuré de l'organe de la pensée, un accroissement rapide dans ses fonctions ne se fait toujours remarquer qu'au préjudice des autres organes, et notamment en défaveur du système musculaire qui porte alors le cachet de la faiblesse et souvent de la plus déplorable langueur. Dans d'autres cas, le cerveau devient lui-même, ainsi que les parties qui l'avoisinent, le siége d'une vitalité morbide qui, seule, peut rendre raison de la fréquence de l'hydrocéphale aiguë ou chronique qui enlève un grand nombre d'enfans depuis la cinquième jusqu'à la douzième année , et des diverses éruptions dont le derme chevelu peut devenir le siége à cet âge ; fréquence attestée par l'au-

torité des praticiens les plus distingués , et par
les relevés des tableaux de mortalité propres à
cette époque de la vie.

Une autre suite presque inévitable de cet
état prématuré de l'intelligence , est de susciter,
chez les jeunes gens des deux sexes, des désirs incompatibles avec leurs forces , et de déterminer
ce penchant funeste aux jouissances solitaires ,
dont on a si fréquemment occasion de rencontrer ici les déplorables effets. Sans doute l'ona-
nisme compte de nombreuses victimes dans les
provinces ; mais il est facile de concevoir combien ses ravages doivent être plus terribles dans
une ville où des motifs qu'on prétend excu-
sables et qui le sont peut-être , semblent exi-
ger une concession de la part des bonnes
mœurs , et font tolérer l'étalage public du dé-
vergondage et de l'impudicité. Mais c'est chez
les jeunes filles , surtout , que par l'effet d'une
éducation mal entendue , on détériore cette
sensibilité , qui , modérée , devient la source
de tant de qualités , et dont l'exaltation est la
cause prédisposante d'une série nombreuse de
maladies. Les vices de cette éducation se trouvent dans la vie molle et sensuelle que , dans
les rangs élevés de la société particulièrement,
on leur fait mener ; dans ce goût qu'on cherche

à leur inspirer dans un âge trop tendre , pour
les arts futiles , comme la danse et la musique ,
pour la lecture de certains romans , ces re-
présentations théâtrales , ces scènes drama-
tiques où l'on semble se complaire à pa-
rodier le sentiment, et que réprouve le bon
goût ; enfin pour la coquetterie et tous les
objets de luxe et de vanité. Dans cette vie
trop active pour le moral et trop oisive pour le
physique, le système nerveux ne manque jamais d'acquérir , non pas une faiblesse ou une
délicatesse , comme on le dit vulgairement ,
mais une susceptibilité, ou mieux une prédominance telle qu'il est ébranlé par le moindre
choc ; de-là cette mobilité et cette vivacité dans
les désirs , cette inconstance dans les goûts,
en un mot cette coquetterie , ce caractère iné-
gal et bizarre , ces caprices , ces passions et
ces vapeurs. Le moral n'est pas seulement in-
fluencé par cet excès de sensibilité ; tous les
organes , toutes les fonctions de l'économie
s'en ressentent à leur tour : le système nerveux
réagissant particulièrement sur l'utérus , le développe prématurément et le fait devenir le
siége d'évacuations précoces ; aussi la plupart
dés femmes sont-elles plutòt pubères à Paris
que dans les provinces, et surtout que dans les

campagnes; car il n'est pas rare de rencontrer ici des jeunes filles de treize et même de douze ans parfaitement formées, et capables de devenir mères; tandis que dans les départemens, même méridionaux, l'éruption menstruelle attend ordinairement la quinzième et souvent la seizième année pour apparaître. Continuant, par la suite, à recevoir l'influence du système nerveux, dont la trop vive action sur lui avait déterminé cette anticipation de sa part, sur l'époque ordinaire de sa première évacuation, l'utérus devient le siége d'un état d'érétisme qui altère toutes ses fonctions, en même temps que, réagissant aussi sur d'autres organes, il y détermine des troubles sympathiques; de-là l'extrême fréquence des ménorrhagies, des aménorrhées, des leucorrhées, de la chlorose, et d'une foule d'anomalies des fonctions cérébrales, particulièrement de l'hystérie et de la nymphomanie.

Si maintenant, prenant l'expérience pour guide, on se persuade qu'il existe entre le moral et le physique de l'homme, c'est-à-dire entre les fonctions intellectuelles et celles des autres organes, une action réciproque, un rapport intime et constant; on cessera d'aller chercher ailleurs que dans l'inquiétude et l'agitation continuelles dans lesquelles se passe la vie au sein des grandes villes, la cause de la fréquence des affections désignées sous le nom de névroses, et des ravages qu'elles y exercent. Ces peines continues, ces besoins, suite presque inévitable de la dépendance qu'entraîne après elle la perfection de l'état social, ces passions vives, toujours excitées, souvent réprimées, qui se choquent, se heurtent et se contrarient sans cesse, expliqueront pourquoi la plupart des maladies s'y écartent de cette régularité qu'on leur suppose, quand on n'a étudié que dans les livres la nature de l'homme malade, et pourquoi elles y offrent presque toutes un état de complication souvent inextricable, un surcroît d'accidens qui, en masquant leur véritable caractère, en rendent le diagnostic plus difficile et moins certain : déplorable résultat de cette loi immuable, qui semble tout assujettir à une éternelle compensation. Quel lieu pouvait être plus favorable que Paris à l'observation et à l'étude des aberrations sans nombre dont est susceptible l'entendement humain ! aussi rendons grâce aux médecins de notre siècle, ils n'ont pas laissé s'offrir en vain les avantages d'une telle occasion, sans la faire tourner au profit de l'humanité ; il était digne d'eux de chercher à imprimer à cette partie de la médecine le degré de certitude qu'avaient acquis les autres branches des sciences médicales. C'est dans le sein même des établissemens que la bienfaisance consacre ici au traitement des infirmités de l'esprit, que le professeur Pinel a, par son Traité de la Manie, élevé à la gloire de notre art un monument qui, seul, eût suffi pour l'immortaliser ; que le savant et modeste M. Esquirol, a déduit les faits précieux dont l'interprétation lui a acquis une juste célébrité dans le traitement des maladies mentales ; que le docteur Georget, marchant dignement sur les traces de ses maîtres, a recueilli, avec un rare talent d'observation, les matériaux des ouvrages dont il vient d'enrichir la science médicale (1).

Quelle conséquence déduirons-nous de ce rôle important que joue l'imagination dans la production d'un grand nombre de maladies,

______

(1) De la Folie ; Considérations sur cette maladie, son siége, ses symptômes, son traitement, etc. Paris, 1820 ; in-8°.

De la Physiologie du système nerveux, et spécialement du cerveau ; Recherches sur les maladies nerveuses en général, et en particulier sur le siége, la nature et le traitement de l'hystérie, de l'hypocondrie, de l'épilepsie et de l'asthme convulsif. Paris, chez J.-B. Baillière, 1821, 2 vol. in-8°.

et de l'influence du système nerveux sur la marche irrégulière et les complications de la plupart d'entre elles, si ce n'est que l'étude de l'homme moral, en général utile à tout médecin, devient surtout d'une indispensable nécessité pour celui qui veut exercer avec distinction dans les grandes villes ? Ce n'est que dans cette étude qu'il peut puiser une connaissance profonde des divers égaremens de l'entendement humain, et des altérations qu'elles entraînent dans l'organisation physique ; apprendre l'art si difficile, et pourtant si essentiel dans la pratique de la médecine, de lire dans le cœur de l'homme, et de pénétrer ses pensées les plus secrètes. Saisissant alors le véritable caractère des passions, sachant modérer leurs mouvemens et les diriger à son gré, il comptera des succès que cherchera toujours en vain celui qui ne saurait établir de diagnostic que sur des signes de lésions organiques bien évidentes, ne soupçonnerait d'autre moyen d'adoucir les souffrances que la prescription de quelqu'infusion prétendue calmante, et ferait consister toute la thérapeutique dans l'art de composer une formule élégante et surtout compliquée ; objet le plus souvent de pure convenance, mais dont l'exemple, par malheur, est encore donné par des hommes qui, pourtant, jouissent de quelque crédit.

§ III.

De la nourriture.

« *At verò ciborum ac potuum singulo-*
» *rum vim tum eam quæ secundùm natu-*
» *ram est, tum eam quæ per artem acces-*
» *sit, hoc modo cognoscere oportet. Neque*
» *enim eamdem vim habent, neque dulcia*
» *inter se, neque amara, neque ulla ali-*
» *qua ejus modi.* »

Applaudissons à ce sage précepte du père de la médecine, admirons la profondeur des vues qui l'ont dicté ; mais avouons que la connaissance, dont il indique le besoin comme indispensable, ne s'acquiert pas dans tous les lieux avec une égale facilité. Si dans quelques pays, dont le produit du sol, restreint dans d'étroites limites territoriales, suffit à ses habitans, il devient aisé de juger de la nature des alimens et de leur action sur l'économie ; il en est tout différemment d'une cité dont l'énorme population, aussi bien que l'ingratitude de son terrain, exige des tributs de toutes les provinces. Dans les premiers, une répartition plus juste des fortunes établit ordinairement une sorte d'identité dans la nourriture de chacun ; dans les grandes villes, au contraire, où le même toit abrite souvent la plus opulente fortune et la plus déplorable misère, la manière de vivre des habitans doit offrir non-seulement une excessive variété, mais une différence bien sensible, quelquefois même le contraste le plus choquant.

Le pain, qui fait la base de la nourriture de tout le monde, est ordinairement très-bon à Paris, où l'on emploie non-seulement des farines de qualité supérieure, mais où l'on possède l'art de le bien confectionner : il est blanc, convenablement fermenté, et n'offre pas, surtout, ce goût fade qu'il présente dans quelques provinces où l'on craint d'exciter la pâte avec une légère quantité de sel. Il est toujours maintenu à un prix très-modéré, même dans les momens de crise. Le gouvernement vient alors au secours des boulangers, et les indemnise de l'excédant du prix des farines : la population de Paris, le nombre infini des fortunes au-dessous de la médiocrité, commandent cette mesure particulière. Dans quelques années remarquables par leur stérilité, ou d'autres circonstances désastreuses, telles celles 1816, 1817,

1818, on a mélangé une certaine quantité de farine de pommes de terre avec celle de froment. Les premiers essais en ce genre n'ont pas été très-heureux : ce pain a produit des accidens dans quelques quartiers ; mais on a perfectionné le mode de préparation de cette racine féculente, en extrayant, par des lavages répétés, un principe vireux qu'elle contient ; et on peut la compter aujourd'hui au nombre des ressources qui peuvent le plus avantageusement remplacer les farines dites céréales, dans les momens de disette. Une ordonnance de police qui aurait un but bien louable, serait celle qui interdirait aux boulangers, sous les peines les plus sévères, l'usage des eaux de puits pour la confection du pain. Indépendamment de la trop faible quantité d'air, des matières terreuses et salines (sulfate de chaux) que contiennent ces eaux, et qui peuvent nuire à la fermentation pannaire, elles sont très-souvent imprégnées de matières méphitiques que les fosses d'aisance, par leur construction vicieuse, ou leur trop grande plénitude, laissent filtrer dans les puits voisins. Je me suis directement assuré que les boulangers qui avaient la funeste habitude de faire usage de ces eaux, fournissaient un pain inférieur à celui des individus qui employaient pour cela l'eau de la rivière.

Pour les alimens d'une nécessité moins absolue que le pain, on peut également avancer, avec raison, qu'il n'est aucun genre de tribut que les autres parties de la France et des pays étrangers ne paient à la capitale ; les campagnes voisines semblent particulièrement, en expédiant leurs productions vers ce centre des richesses de toute espèce, s'épuiser pour fournir à son existence. Deux motifs se joignent pour que les substances destinées à l'approvisionnement de Paris, ne laissent primitivement pas plus à désirer sous le rapport de la qualité que sous celui de la quantité : ce sont les droits d'entrée et les frais de transport qui sont les mêmes, quelle que soit la valeur de chacune de ces substances, dans leur classe respective, et la surveillance de la police qui refuse d'admettre *intrà-muros* celles qui présentent quelque altération manifeste, et en exige même dans plusieurs cas la confiscation. Mais une fois que ces substances sont entrées, elles deviennent l'objet de la spéculation usurière des apprêteurs de toutes les classes. Ceux qui les reçoivent de première main, les préparent avec le soin le plus recherché pour orner la table des riches, et préviennent la perte qu'ils essuieraient de leur détérioration , dans les cas de non-débit , en les cédant aux marchands traiteurs , restaurateurs , etc. , de seconde et troisième classes ; et enfin ceux-ci en cèdent à leur tour les débris aux falsificateurs du dernier ordre , qui , au moyen d'un art , fruit d'une étude particulière , masquent leur altération et les donnent au bas peuple , aux prix les plus modérés. Mais quel que soit l'ordre dans lequel les substances nutritives diverses se succèdent sur les tables , quelque multipliées que soient les falsifications qu'on leur fait subir , quelque loin enfin que soit porté l'art de les imiter , qui , aujourd'hui, n'est assurément pas un des moins lucratifs , on doit cependant avouer que la nourriture , observée dans une position moyenne , est assez saine. Les diverses espèces de viande dite de boucherie , sont d'une très-belle qualité ; on ne saurait surtout trop applaudir à l'habitude qu'on a de tuer les veaux, non pas comme on le fait, fort mal à propos, dans la plupart des provinces , quelques jours après leur naissance, mais seulement à une époque où ils ont déjà acquis une chair ferme , animalisée , et par conséquent nourrissante. Le poisson forme un aliment assez ordinaire ; quoique la Seine ne soit pas très-productive sous ce rapport, nos marchés sont suffisamment fournis en brochets, barbots, carpes, etc.; mais il se fait une consommation très-considérable de poissons de mer. Quelques parties des départemens placés au nord-ouest de Paris, s'occupent exclusivement de ce genre de spéculation, et notre proximité de plusieurs ports nous procure l'avantage inappréciable de recevoir la marée dans un état suffisant de fraîcheur; il est malheureux que la classe indigente, souvent même une partie de la classe ouvrière, attende, pour se la procurer, qu'elle ait perdu cette première qualité qui faisait toute sa valeur. Une telle habitude, résultat nécessaire de la position de ces individus, occasione des accidens aussi graves que nombreux. Les médecins qui exercent dans les quartiers populeux, tels que le douzième arrondissement, la Cité, ceux qui avoisinent la rue Beaubourg et les halles, reconnaissent tous les jours les suites funestes de l'usage des poissons dont on a quelquefois prévenu, mais le plus souvent arrêté la fermentation putride, en les saturant de sel, tels que les maquereaux, les harengs, la morue, la merluche, nourriture à laquelle (si on ajoute les fromages de toute espèce) la misère, autant que l'inconduite, condamne un assez grand nombre des habitans de ces quartiers. Ne trouveraient-ils pas une nourriture plus saine dans les plantes potagères que fournissent si abondamment les marais qui environnent la ville de toute part, et dans l'usage des légumes secs qui se vendent aux prix les plus bas.

De l'Eau. Les différentes sortes d'eau qu'on emploie à Paris dans l'économie domestique, sont celles du fleuve, celles des puits et celles d'un grand nombre de fontaines auxquelles fournissent diverses sources situées à quelque distance dans les environs de la ville, telles que celles de l'Yvette, d'Arcueil, de Ville-d'Avray, de Sainte-Reine. L'eau des puits est aujourd'hui, pour de justes motifs, entièrement rejetée comme boisson; non-seulement elle a le désavantage qu'on reconnaît, en général, à toutes les eaux de puits, d'être privées d'air, ce qui les rend d'une digestion très-difficile, et de contenir, en bien plus grande quantité que celle des rivières, des sulfates et carbonates terreux ou alcalins, et particulièrement du sulfate de chaux; mais elle tient en dissolution du nitrate de potasse et du carbonate d'ammoniaque. La présence de ces sels, attestée par l'aspect noir qu'acquiert au feu le résidu de l'évaporation de ces eaux, est le résultat inévitable de l'imprégnation spontanée du sol par les matières animales de toutes sortes, putréfiées, et de l'obstacle que la disposition du pavé des rues oppose à sa transpiration ; ils communiquent à ces eaux souvent une coloration sensible, et constamment une saveur saumâtre fort désagréable. Les eaux des fontaines sont employées par les habitans des parties limitrophes de la ville ; elles sont aussi recherchées, du centre même, par quelques personnes ; mais elles ont généralement perdu le crédit dont elles jouissaient autrefois, depuis que des expériences exactes ont démontré la supériorité des eaux de la Seine, qui fournit aujourd'hui à l'usage presque universel des habitans de la capitale, et forme la seule boisson à laquelle une grande partie du peuple est restreinte.

De quelles critiques amères, et de quels éloges pompeux les eaux de la Seine n'ont-elles pas été l'objet tour à tour, et quel genre de plaisanteries ne s'est-on même pas permis sur le compte de ceux qui en faisaient leur boisson ordinaire ? La chimie moderne ne pouvait assurément trouver une question d'un intérêt plus général, à la solution de laquelle elle pût appliquer favorablement les moyens

d'analyse qui lui avaient dévoilé la composi-
tion de tant de corps. La Société royale de
médecine nomma des commissaires à cet effet,
et le résultat de leurs expériences s'accorda
avec celui de plusieurs médecins distingués et
d'un économiste célèbre, Parmentier, pour
attester la salubrité de cette eau, et sa supériorité sur la plupart de celles qui sont pota-
bles. Examinons avec quelque détail la valeur
des motifs qui semblaient pouvoir servir d'appui à une opinion contraire. Le premier de
ces motifs est l'aspect jaunâtre et le peu de
transparence qu'offre l'eau de la Seine, quelque part qu'on l'examine; ce qui donnait lieu
de croire qu'elle tient en dissolution une grande
quantité de matières terreuses. Cependant, en
la traitant par l'évaporation, on n'y a trouvé
que cinq grains 29/53 de matière étrangère;
tandis que, par le même procédé, celle de
l'Hyvette en a fourni sept grains 11/53; celle
d'Arcueil, sept grains 7/18; celle de Ville-
d'Avray, neuf grains 23/49; celle de Sainte-
Reine, treize grains 1/15; enfin celle de Bris-
tol, quinze grains 13/49. Le sélénite ou sulfate
de chaux forme le quart de cette matière étrangère; le reste est de matière calcaire et végéto-
extractive; il s'y trouve en outre quelques

portions de nitre à base saline ou terreuse, un peu de sel marin ou muriate de soude et de sulfate de magnésie. Cette matière étrangère est donc, comme on le voit, en trop faible quantité, pour justifier le reproche qu'on fait encore aujourd'hui à l'eau de la Seine, d'être essentiellement laxative. Si les personnes qui en font usage éprouvent quelques diarrhées dans le commencement de leur séjour à Paris, ce dérangement passager dans l'économie animale dépend de ce que la plupart des personnes qui arrivent des provinces, habituées à boire chez elles plus de vin que d'eau, boivent à Paris plus d'eau que de vin; on sait d'ailleurs que le seul changement d'eau peut produire cet effet sur des organes qui éprouvent, pour la première fois, une action inaccoutumée et particulière (1). Une autre objection à la pureté de cette eau, c'est que la Seine, traversant Paris suivant son plus grand diamètre,

---

(1) Parmentier, Nature des eaux de la Seine.... Macquart, Manuel sur les propriétés de l'eau.... « Le séjour des grandes villes, dit le professeur Pinel (Nosographie philosophique, 2ᵉ volume), comme Paris, Londres, détermine la diarrhée, dans les premiers temps, chez les étrangers qui viennent y résider, bien moins par l'usage de l'eau que par le concours de beaucoup d'autres causes. »

devient par là l'excipient et le réceptacle des égoûts de tous genres, et des ordures fournies par les établissemens publics et les nombreux ateliers. Mais les expériences les plus exactes ont néanmoins démontré que sa simple résidence dans des vases de grès, ou une filtration facile, suffisait pour la rendre la plus pure qu'on puisse se procurer ; on eût aisément prévu ce résultat en réfléchissant avec quelle promptitude toutes les substances entraînées ou jetées à la rivière sont décomposées par une masse énorme de fluide sans cesse renouvelé et agité par un courant très-rapide. Quant à la quantité d'air qu'elle contient, et qui rend sa digestion très-facile, cette rapidité de son cours, et l'étendue de l'horizon dans lequel est creusé son lit, ne permettent pas qu'il s'élève la moindre contestation à cet égard. Ainsi il est donc raisonnable d'avancer que l'eau de la Seine, qu'on la puise directement, en quelque partie de son trajet dans Paris que ce soit, ou qu'on la prenne aux fontaines publiques qu'entretiennent plusieurs machines hydrauliques ou pompes à feu établies sur son cours, possède un degré de salubrité qu'on chercherait en vain dans les eaux des puits, des sources et des citernes, et qui l'emporte sur celui de la plupart des autres rivières. Il serait néanmoins à désirer, 1° qu'on fît strictement exécuter l'ordonnance qui enjoint aux porteurs d'eau de ne la puiser qu'à une certaine distance des bords du fleuve; car, immédiatement sur la rive, elle est évidemment altérée par l'obstacle que forment les bateaux et autres objets, à la prompte dispersion des ordures qui s'y accumulent; 2° que les divers échafaudages destinés à ces porteurs d'eau, fussent éloignés des bateaux des blanchisseuses; 3° que pendant quatre mois de l'année, au moins, il leur fût interdit de puiser dans la partie du fleuve qui s'étend du Petit-Pont de l'Hôtel-Dieu au Pont-Neuf, parce que, dans le moment des grandes chaleurs, la quantité d'eau qui la forme est évidemment tout-à-fait insuffisante pour dissoudre et détruire complètement les immondices qui proviennent des éviers de l'Hôtel-Dieu, des égoûts de la Cité, et des bateaux de blanchisseuses et de teinturiers, placés au-dessus du pont.

L'extrême facilité avec laquelle les eaux de rivière se troublent aux époques des crues d'eau ou à la suite des orages, a fait inventer, même depuis fort long-temps, un grand nombre de procédés tendant à clarifier les eaux de la Seine. Parmentier s'éleva formellement contre tous ces moyens prétendus épuratoires, et soutint que le résultat désiré ne s'obtient toujours qu'aux dépens de la quantité surabondante d'air dont cette eau est imprégnée, et qui constitue la supériorité qu'elle a sur toutes les eaux de rivière connues. Quelque respectable que soit une telle autorité, on peut alléguer plusieurs raisons en faveur des moyens qu'on a proposés, à différentes époques, pour enlever la couleur peu agréable qu'offre parfois l'eau destinée à faire notre boisson la plus ordinaire, et pour remédier au défaut habituel de sa transparence. Le plus simple et le plus usité de ces moyens consiste à faire filtrer l'eau à travers quelques couches de sable de rivière, placées à la partie moyenne des vases qui forment les fontaines domestiques. Mais, depuis plusieurs années, ces couches de sable sont remplacées, dans ces mêmes fontaines, par des pierres poreuses de nature calcaire. Quand les pores de la pierre sont assez ouverts pour permettre à l'eau une filtration facile et non pas un simple suintement, mais qu'elle n'est pourtant pas assez tendre pour se dissoudre, ces derniers filtres ont l'avantage de donner une eau constamment claire. Quoique l'expérience ait semblé attester que ces moyens remplissaient toutes les conditions désirables, diverses personnes ont recherché des procédés nouveaux, et en ont fait la base d'importantes spéculations. Le plus remarquable de tous les établissemens en ce genre, est celui de MM. Cuchet et compagnie, situé sur le quai des Célestins. Leur appareil est construit de manière que l'eau est d'abord dépouillée des matières étrangères les plus grossières, en traversant des éponges, et qu'elle filtre ensuite à travers du carbon en poudre; mais comme, pendant cette opération, l'eau perd une partie de l'air qu'elle contenait et qui est essentielle, même indispensable à sa qualité potable, on la lui rend en faisant tomber, en forme de pluie, l'eau qui sort du filtre, dans un grand réservoir. Par ce procédé on clarifie une immense quantité d'eau à la fois. Une grande partie des habitans de la capitale font usage des eaux préparées dans cet établissement; quelques personnes, douées d'un goût subtil, assurent qu'elles leur trouvent une saveur légèrement astringente qui dénote l'emploi du charbon. Je pense que c'est à tort qu'on a reproché à cet établissement de se prévaloir de sa position sur un des points les plus élevés de la rivière : si la jonction de la Marne à la Seine, qui a lieu à trois kilomètres environ au-dessus de ce point, contribue à rendre les eaux de cette dernière aussi troubles à cet endroit que partout ailleurs, elles ne sont point encore altérées par les immondices des nombreux égoûts de la ville; les impuretés que leur communique, non loin de là, la rivière fangeuse des Gobelins, ne sauraient compenser celles dont elles sont imprégnées à l'endroit qui correspond aux pompes à feu de Chaillot ou du Gros-Caillou, c'est-à-dire au-dessous de la ville. D'ailleurs les immondices de la Bièvre sont entraînées par le bras de la Seine qui borde le côté gauche de l'île Louvier, et il ne s'en répand qu'une très-faible quantité dans le bras opposé, sur la rive duquel est placé l'établissement dont il est question.

Indépendamment des différentes sortes d'eau que nous venons d'indiquer, plusieurs fontaines placées au-dessus de la rive droite de la Seine, et particulièrement dans les quartiers les plus élevés de la ville, sont alimentées par un immense réservoir situé à l'extrémité du faubourg St.-Martin, sur la ligne qui sépare le nord du nord-est, et qui terminé le canal de l'Ourcq, sous le nom de bassin de la Villette. Le plus grand nombre de ces fontaines est composé par celles qui, sous forme de bornes, sont destinées à l'arrosement et au lavage des rues. Ces eaux sont employées pour quelques usages domestiques, mais non pour boisson.

Nous avons précédemment cherché à établir la supériorité de l'eau de la Seine sur toutes celles dont on pourrait habituellement faire usage à Paris; il nous reste à faire quelques réflexions sur la position des machines employées pour transporter cette eau aux fontaines chargées d'alimenter les divers quartiers de la ville. La première machine hydraulique employée à cet effet, était placée au-dessous de la troisième arche du Pont-Neuf et était désignée sous le nom de Samaritaine, aujourd'hui détruite; la seconde est celle qui existe encore sous le pont Notre-Dame. Elles suffisaient, elles deux, à l'entretien des diverses fontaines, à une époque où la population était moindre de la moitié, et où un grand nombre d'individus faisaient usage des eaux de plusieurs sources; mais une augmentation extraordinaire de la population les rendit insuffisantes, et il fallut songer à suppléer à leur défaut. On construisit, dès-lors, les pompes à feu de Chaillot et du Gros-Caillou, et le choix de leur position fut déterminé par l'accroissement rapide de la ville du côté de l'ouest et l'absence de toute fontaine de ce côté là. La quantité énorme d'eau qu'élèvent ces pompes, engagea bientôt à étendre leur action au-delà des lieux pour lesquels elles avaient primitivement été destinées, et elles fournissent aujourd'hui l'eau de la plus grande partie de la capitale. Or, la position de ces machines à l'endroit même où la rivière quitte la ville, n'est-elle pas évidemment la plus défavorable de toutes, puisque c'est là que se réunissent toutes les immondices des différens égoûts qu'elle reçoit dans son trajet? En notant la pureté de l'eau de la Seine, quelque part qu'on la puisât, nous n'avons donné que le résultat de l'analyse chimique; mais nous sommes au fond convaincus que cette analyse est aussi insuffisante pour saisir le principe méphitique que peut contenir cette eau puisée au-dessous de la ville, qu'elle l'a été pour découvrir, dans l'air qu'on respire sur les bords de quelques marais ou dans les lieux en proie au fléau destructeur de la fièvre jaune, la cause matérielle qui le rend si promptement mortel pour ceux qui s'exposent à son action; et nous n'hésitons pas à regarder l'impossibilité dans laquelle se trouve l'eau de la Seine, pendant l'été, de dissoudre et de détruire complètement les matières ordurières qu'elle reçoit, comme la cause d'une grande partie des affections du système gastrique, qui, à cette époque, sévissent quelquefois d'une manière générale chez le peuple.

Combien n'eût-il pas été à désirer qu'on plaçât plutôt la prise d'eau au-dessus de Paris, à la hauteur de Bercy ou même de Conflans, avant la jonction de la Marne à la Seine, en construisant un château d'eau qui, par l'excès de son niveau sur tous les édifices de Paris, exigerait moins de dépense, en donnant des résultats plus avantageux; alors, au moyen d'un aqueduc qui ne serait pas la vingtième partie d'un des moins considérables de Rome, on donnerait aux habitans de la capitale une eau limpide, et sur la pureté de laquelle il n'existerait plus aucun doute. Quelque extraordinaire que paraisse ce projet, il faudra bien un jour le mettre en considération; car enfin l'accroissement progressif de la ville du côté de l'est rendra indispensable, dans ces quartiers, la construction d'un certain nombre de fontaines pour désaltérer les habitans auxquels, sans doute, on n'enverra pas les eaux du canal de l'Ourcq.

Du Vin. Quelque défavorable que soit à la vigne le sol de nos environs, et quelque peu

considérable qu'en soit le produit , il se fait à
Paris une consommation extraordinaire de vin :
la Provence, la Bourgogne, le Mâconnais fournissent la plus grande partie de celui dont l'u-
sage est le plus habituel , ou du moins ils en
donnent la base essentielle. Malgré les frais du
transport et le prix énorme des droits d'entrée, ces diverses espèces de vins se vendent à
égale quantité , aux mêmes prix que dans les
pays mêmes d'où ils sont expédiés ; mais ils sont
livrés au commerce et surtout à celui du détail , avec des qualités de beaucoup inférieures
à celles qu'ils avaient en entrant dans Paris ;
souvent même ils ne conservent aucun de leurs
caractères primitifs, tant est porté loin , à leur
égard, l'art de la falsification. Parmi les divers
moyens employés à Paris pour donner aux
vins une qualité qu'ils n'ont pas, ou pour masquer quelques-uns de leurs défauts, il en est
qui ne présentent aucun danger , tandis que
d'autres peuvent entraîner les accidens les plus
graves. Le goût décidé qu'a le peuple pour
les vins fortement colorés , détermine tous les
marchands à procurer à ceux du débit usuel
une couleur foncée ; ils y parviennent , tantôt
en mêlant des vins de Provence à des vins
clairs , tels que ceux d'Argenteuil, de Suresne,

des environs de Montmorency, etc. ; mais le plus souvent en ajoutant à ces derniers, ou à d'autres de même nature, une décoction de bois de Campèche, de bois d'Inde ou de Fernambouc, ou même des baies d'Yèble, de Troëne, d'Airelle, et mille autres matières colorantes, pour les vins rouges, et du caramel pour les blancs. D'autres fois ils masquent leur aigreur en y ajoutant de la mélasse, ou leur donnent une saveur plus astringente au moyen des écorces de chêne, de saule ou de quelques eaux-de-vie très-fortes, comme celle de pomme-de-terre ; enfin, on a vu des marchands fabriquer des vins de toutes pièces, en mêlant dans des proportions convenables du cidre, du poiré ou même de l'eau, de l'eau-de-vie et une matière colorante. Ces diverses fraudes et mille autres semblables n'ont d'autre inconvénient que de déterminer plus vite l'ivresse, d'en rendre les suites plus désagréables, et le plus souvent on en est quitte pour une indigestion, quelques coliques et de violentes céphalalgies ; mais tous les marchands de vin ou traiteurs ne s'en tiennent pas à ces innocentes falsifications, il en est qui emploient des moyens qui sont de véritables poisons. Le plus fréquent et l'un des plus dangereux de tous ces moyens, est d'ajouter de l'acétate de plomb ou de la litharge qui est son protoxide, dans les vins qui sont aigres: ainsi frelatés, les blancs rougissent à peine la teinture de tournesol, parce que l'acide qu'ils renferment naturellement est saturé par l'oxide de plomb; l'acide sulfurique ou les sulfates dissous dans l'eau, tels que les sels de Glanber, d'Epsom, les troublent en y faisant naître un précipité blanc qui ne tarde pas à s'amasser au fond des vases qui servent aux expériences ; pour les rouges, ils sont d'une couleur pâle, et la présence du plomb y est démontrée par les mêmes moyens, pourvu que l'on commence par les décolorer à l'aide du chlore, et que l'on rapproche ensuite la liqueur par l'évaporation (1). On a encore imaginé l'emploi de la craie, pour remédier à une acidité désagréable: on sature par-là les acides acétique et tartarique, et l'on fait disparaître la saveur aigre en les combinant avec la chaux de la craie; pour reconnaître cette substance, on fait bouillir plusieurs pintes de ce vin, dans une capsule: lorsque la liqueur sera réduite jusqu'à consis-

____

(1) Orfila ; Secours à donner aux noyés, asphyxiés, empoisonnés.

tance presque sirupeuse, on les mêlera avec cinq ou six onces d'eau distillée, on l'agitera pendant dix ou douze minutes., on filtrera la liqueur qui se trouvera contenir l'acétate de chaux, fourni aux dépens de l'acide acétique du vin, et de la chaux qui fait partie de la craie ; le tartre contenu dans le vin ne sera pas dissous et restera sur le filtre. L'alun ou sulfate d'alumine et de potasse est, au contraire, mis à contribution pour donner plus de force aux vins rouges, les rendre moins altérables et leur communiquer une saveur astringente ; de tous les moyens proposés pour découvrir cette substance, M. le professeur Orfila regarde le suivant comme le préférable : on décolore le vin au moyen du chlore concentré; on fait évaporer le mélange jusqu'à ce qu'il soit réduit au quart de son volume ; on filtre la liqueur ; et alors, si elle contient de l'alun, 1° elle aura une saveur astringente douceâtre; 2° le nitrate ou l'hydro-chlorate de baryte y fera naître un précipité blanc, insoluble dans l'eau et l'acide nitrique ; 3° la potasse caustique y déterminera la formation d'un précipité blanc ou jaunâtre d'alumine, soluble dans un excès de potasse ; 4° le sous-carbonate de soude donnera un précipité d'un blanc jaunâtre décomposable au

feu en gaz acide carbonique et en alumine,
etc. Enfin on assure qu'il n'est pas jusqu'à
l'arsenic, aux sels de cuivre et d'antimoine
qu'on ait ajoutés aux vins. Les accidens
nombreux qu'ont occasionés ces falsifications
dangereuses ont excité la vigilance de la police;
aujourd'hui de fréquentes visites sont faites
chez les marchands de vin et traiteurs, notamment chez ceux sur le compte desquels ont
été portées quelques plaintes; et lorsqu'on
reconnaît la justesse de celles-ci, ils sont
non-seulement condamnés à de fortes amendes,
mais leurs vins sont saisis et versés dans les
rues. Combien de ces empoisonneurs publics
n'échappent-ils pas cependant à la recherche de
l'autorité et ne fraudent pas impunément? mais
il faut avouer qu'un très-grand nombre de marchands de vin et de traiteurs restent étrangers
à ces funestes manœuvres, et se contentent de
faire ce qu'on nomme communément des cuvées, c'est-à-dire des mélanges de vins, différens
de nature, d'âge et de qualité, et on doit convenir aussi que les frelatages et conséquemment
les accidens, sont moins fréquens depuis qu'il se
fait à Paris une plus grande consommation des
vins de Marseille, du Languedoc, de Roussillon, qui, quoique d'une qualité inférieure;

remplissent les deux conditions qu'on recherche ici avant tout , celles d'être fortement colorés , consistans et de s'obtenir à des prix médiocres.

La facilité avec laquelle le vin dissout l'oxide de plomb , a fait défendre depuis long-temps aux marchands de vin de revêtir leurs comptoirs en plomb , et il leur est enjoint d'employer l'étain à cet effet, et de ne se servir, pour le débit ou la mesure , que de vases de ce dernier métal ; voyez l'article 10 de l'ordonnance du 4 août 1810.

Il se consomme à Paris une immense quantité de bière, de cidre et de liqueurs alcooliques de toute espèce. La bière est moins houblonée et moins fermentée que celle de Flandre, ou même que celle dont on fait usage dans plusieurs villes de la France, telle que Lyon. Dans un grand nombre de ménages d'artisans on la boit dans les repas; sans offrir des inconvéniens marqués, surtout quand elle est de bonne qualité, cette boisson est cependant peu propre à faciliter la digestion ; elle est d'ailleurs sujette à être falsifiée. Celle que vendent la plupart des fruitières, à très-bas prix, est ordinairement dans ce cas; on prétend que souvent même elle est fabriquée avec une décoction de buis qu'on aiguise avec quelqu'acide, le vinaigre ou l'eau-de-vie. L'usage de cette bière occasione de fréquentes diarrhées, des coliques, des borboryxmes inquiétans, et quelquefois même la maladie que quelques auteurs désignent sous le nom de colique végétale.

S'il existe, en médecine-pratique, une vérité qu'un nombre de preuves suffisant semble rendre incontestable, c'est que la moitié au moins des maladies du peuple est, à Paris, déterminée soit par les falsifications diverses ou les détériorations des substances destinées à la nourriture, soit par les excès ou les irrégularités de tout-genre dans le régime ; et l'expérience journalière atteste aussi que de ces deux ordres de causes, le second est celui qui exerce la plus funeste influence (1). Il n'en est pas à

____

(1) Peut-être qu'un examen des tableaux annuels de mortalité pourrait présenter un résultat différent, et faire regarder cette proposition comme exagérée ; mais le plan généralement adopté pour la rédaction de ces tableaux, est encore bien loin de fournir des faits comparatifs assez exacts pour déterminer sur quel genre de maladie est véritablement reversible le plus grand nombre des décès. Pour obtenir un tel résultat, il faudrait que le médecin qui a traité la maladie pût fournir lui-même l'attestation mortuaire aux autorités municipales, et qu'on y désignât, dans les cas possibles, la maladie qui a précédé celle à laquelle l'individu est présumé avoir succombé ; car on sait que beaucoup de personnes meurent d'affections depuis long-temps guéries ;

Paris comme dans les petites villes, où la conduite de chacun est plus appréciable, et où les moindres écarts sont jugés sévèrement par l'opinion publique. Ici tout individu cherche à afficher extérieurement une autre condition que celle où sa propre fortune l'a placé, et cède d'autant plus facilement à l'exemple du luxe et à l'attrait des plaisirs en tout genre, que, s'imposant des privations particulières et tacites, il peut établir une sorte de compensation dans ses dépenses ; et c'est principalement sur la nourriture que portent ces privations. Les ressources multipliées qu'offre à la classe ouvrière le commerce étendu d'une capitale, la détournent absolument de l'idée des économies : deux jours de bombance sont uniquement destinés à engloutir le produit de la semaine entière ; ces deux jours sont le dimanche et le

---

ou, pour parler un langage plus rigoureux, on sait que diverses maladies, funestes par elles-mêmes, se manifestent quelquefois avec des symptômes qui, par leur caractère, en imposent sur la gravité du mal, ou que leur continuité rend insensibles au point de simuler une guérison, et qu'il suffit de la cause la plus légère pour rendre à ces maladies leur gravité primitive, et développer leur action meurtrière. Or, ce n'est souvent que de cette dernière cause, qui pourtant n'est qu'indirecte, qu'on tient compte dans les attestations mortuaires.

lundi. Le premier se passe quelquefois sans de grands excès, parce qu'une partie en est employée à la promenade, et que toute la famille prend part aux plaisirs; mais il est particulièrement funeste aux enfans, car ce jour-là on les porte ou on les conduit avec soi dans les cabarets, et on les y gorge de vin pour exciter leurs gentillesses. De là leurs fréquentes diarrhées, leurs digestions imparfaites, et l'exaspération de leur constitution scrophuleuse. Mais le lundi, le bas peuple, surtout, passe toutes les bornes de la modératiou, et se livre à d'affreuses orgies; les suites en sont d'autant plus terribles, que les dépenses de la veille exigent qu'on s'en tienne aux mets et au vin du plus bas prix, et par conséquent de la dernière qualité. Aussi c'est dans la soirée du lundi que la plupart des rues qui conduisent aux guinguettes sont remplies d'individus des deux sexes dans l'état de la plus dégoùtante ivresse, souvent même frappés d'apoplexie foudroyante; et c'est le lendemain que les médecins des quartiers populeux sont appelés à traiter des gastrites, des entérites, des cholera-morbus, des rétentions d'urine, les phlegmasies des principaux organes parenchymateux, les paralysies qu'ont entraînées les apoplexies, enfin

18*

les plaies qu'ont occasionées les chutes ou les rixes. Cet abus du vin et des liqueurs alcooliques n'exerce pas seulement une influence pernicieuse sur la constitution physique de ceux qui s'y livrent habituellement, mais il détermine une altération profonde des facultés intellectuelles, et devient une cause fréquente de véritable aliénation mentale. M. le docteur Esquirol rapporte, dans le savant article *Folie* dont il a enrichi le Dictionnaire des sciences médicales, que sur 264 aliénations observées chez des femmes, à l'hospice de la Salpétrière, 26 doivent être uniquement attribuées à l'abus du vin, et que sur 154 femmes dans l'état de démence, 6 devaient à cette même cause leur déplorable infirmité. Des observations recueillies dans ce dernier hospice et ailleurs, montrent que l'épilepsie est aussi du nombre des affections du système nerveux, ou mieux du *sensorium commune*, sur la production desquelles l'ivrognerie a une influence bien marquée; et on ne pourrait se refuser à regarder ce funeste penchant comme une des causes principales qui rendent éternellement stériles certaines femmes de la dernière classe de la société.

Enfin c'est à l'abus du vin et des liqueurs spiritueuses qu'il faut attribuer les combustions humaines spontanées, sur l'existence desquelles il semble qu'il ne doive exister aucun doute, aujourd'hui que plusieurs médecins distingués de la capitale en rapportent des exemples.

En terminant ces réflexions générales sur la nourriture et l'influence qu'elle peut avoir sur la santé, réflexions trop courtes sans doute, mais les seules que semblent permettre les bornes d'une topographie médicale, nous devons avouer qu'il n'est aucune ville dont les règlemens relatifs à la préparation ou au débit des comestibles de tout genre, soient plus sagement conçus que ceux de Paris; mais nous devons observer que, malgré toutes les précautions que la police puisse prendre, on ne peut éviter qu'il ne se commette un grand nombre de fraudes : toutes celles qui sont possibles semblent avoir été prévues, et les plus importantes ont été signalées et insérées dans les différens recueils d'ordonnances de police; c'est là que tout médecin qui veut exercer son art dans la capitale, doit en prendre une connaissance préliminaire.

§ IV.

Des différens genres d'exercices, et de leur influence.

C'est à l'histoire et à la philosophie qu'il appartient de décider jusqu'à quel point la culture soutenue d'un art qui n'avait pour résultat que le développement des forces musculaires, dut contribuer à la gloire et à la splendeur des républiques d'Athènes, de Sparte et de Rome, et de juger si les gouvernemens modernes, en négligeant ces antiques institutions, ont recherché plutôt leurs intérêts particuliers que le bonheur des peuples. Mais, sans sortir de son domaine, la médecine peut faire remarquer qu'une époque bien déplorable pour l'homme, fut celle où il chercha à suppléer à la force par l'adresse et la ruse, où l'on développa l'esprit au préjudice du corps, où les gymnases enfin, cessant d'être des établissemens consacrés à l'éducation nationale, devinrent des lieux dans lesquels les classes privilégiées allèrent chercher quelques légères distractions à l'ennui d'une vie inactive et d'une indolente paresse ; tandis que d'autres classes furent accablées sous le poids des fatigues ou de travaux pénibles qui déterminent rarement le développement régulier des forces physiques. C'est donc du résultat de ces distractions d'une part, et de celui des travaux journaliers de l'autre, que la médecine est restreinte aujourd'hui à noter le mode d'action sur l'économie humaine, et l'influence qu'ils peuvent avoir sur les diverses fonctions, dont l'exécution libre et le rapport harmonique constituent l'état de santé.

Sans doute au premier abord il paraît difficile, peut-être même impossible, de déterminer l'influence des différens genres d'exercices sur les habitans d'une ville à laquelle aucune espèce d'occupations n'est étrangère; mais cette difficulté apparente s'évanouit, lorsqu'on réfléchit que la fortune a divisé ces habitans par classes, et que ceux auxquels elle a assigné la même condition, quoiqu'exerçant des états différens, n'en offrent pas moins une somme de mouvement dont le résultat général peut être apprécié. Cette vérité une fois reconnue, on conviendra que, des observations prises dans les classes tranchées, la médecine est en droit de déduire, relativement à chacune d'elles, des conséquences qui auront un autre mérite que celui d'une simple probabilité. Commençons par la classe ouvrière :

Paris renferme dans son sein beaucoup plus d'ateliers que de manufactures , c'est-à-dire que les ouvriers y sont, en général, plutôt occupés à rassembler, polir et perfectionner, qu'à fabriquer des objets de première production ; et il a nécessairement cela de commun avec toutes les villes de luxe, que les travaux y sont moins durs et pénibles que détaillés et difficiles. Que doit-il résulter de cet état des choses ? Que l'exercice porte rarement sur la totalité, l'ensemble des puissances musculaires, et que la partie spécialement chargée d'agir se développe au préjudice des autres, et détermine dans l'économie une disposition maladive. La courbure habituelle du tronc, et l'usage de la poitrine comme point d'appui ou moyen actif de pression, qu'exige un très-grand nombre de professions, sont des motifs qui rendent compte, bien plus que notre constitution atmosphérique, des phthisies pulmonaires qui enlèvent une multitude de jeunes artisans, et des affections asmathiques auxquelles sont assez souvent en proie ceux qui arrivent à un âge avancé. Ces deux maladies trouvent encore une cause prédisposante très-active dans l'atmosphère au milieu de laquelle ils vivent, et qui est sans cesse viciée par l'odeur des matières travaillées ou les molécules qui s'en échappent. Ces deux causes doivent, en général, être moins communes dans les provinces : la première, parce que les ateliers sont plus vastes et offrent plus d'accès aux courans d'air ; la seconde, parce qu'on s'y occupe moins de polir les objets, et que les parties qu'on en détache, en les dégrossissant, volent le plus ordinairement en éclats et non pas en poussière. Enfin, à tant de circonstances défavorables se joint encore l'insalubrité des lieux destinés aux travaux : de deux choses l'une, ou bien les ateliers occupent des rez-de-chaussée, ou bien ils sont placés très-haut ; dans le premier cas ils donnent, pour la plupart, sur des rues étroites ou des cours malpropres, et sont aussi humides qu'obscures ; dans le second ils sont étroits, bas de plafond, et fort rarement débarrassés des ordures qu'ils contiennent.

Les individus qui se livrent ici aux travaux les plus durs, sont ceux qui sont occupés à transporter les diverses marchandises : les distances immenses qu'ils ont à parcourir, en se rendant d'un quartier à l'autre, les engagent à prendre des charges disproportionnées à leurs forces, et un grand nombre d'entre eux succombe à cet excès de fatigue, dont les suites sont encore aggravées par une nourriture souvent insuffisante, et les liqueurs alcooliques dont ils ne cessent de faire un usage abusif. Il n'est personne, sans doute, qui, le matin, dans les rues de la capitale, n'ait remarqué, avec un sentiment de peine, les porteurs employés à desservir les marchés : courbés sous le poids d'une hotte de deux à trois cents livres, ils semblent n'avoir en but que de ne pas se laisser entraîner par leurs fardeaux, et de maintenir l'équilibre; portant leur tête en avant, autant pour élargir la surface sur laquelle reposent leurs charges que pour former une espèce de contrepoids, ils ont la face rouge et animée, les yeux étincelans, les veines jugulaires gonflées, et les muscles latéraux du cou dans un état extraordinaire de contraction. Très-peu de ces malheureux arrivent à un âge avancé; ils sont bientôt usés, énervés par des travaux aussi accablans, ou meurent d'apoplexie foudroyante. Il en est de même des ouvriers boulangers : les fatigues de leur état ne permettent qu'à un très-petit nombre d'entre eux d'atteindre quarante ou cinquante ans.

Enfin, dans la classe ouvrière, une multitude

d'individus languissent dans des professions sédentaires, tels que ceux qui sont dans les comptoirs ou les magasins des marchands ; c'est
surtout chez eux qu'on observe une sorte d'é-
tiolement, c'est-à-dire les suites d'une privation
habituelle de lumière et d'air sec , que l'exercice seul pourrait contrebalancer.

Condamnés à passer la semaine entière dans
des lieux obscurs et resserrés , et dans un air
impur , les artisans et les ouvriers recherchent
la campagne avec une avidité toute particulière : le dimanche est à peine arrivé que chacun s'échappe de sa maison , comme pour éviter
un supplice , et se dirige vers les lieux qui lui
permettent de prendre de l'exercice en plein air.
Cette détermination à laquelle l'instinct prend
d'abord plus de part que le raisonnement , aurait , pour le délassement du corps et le renouvellement des forces , le résultat le plus heureux si , dans l'endroit même où l'on cherche
un air pur et des mouvemens libres , on ne
rencontrait des cabarets et des guinguettes qui
font malheureusement oublier la première des-
tination de la promenade , et d'où l'on ne sort ,
communément , que dans un état plus funeste
par ses suites que celui auquel on espérait remédier en fuyant la ville.

La classe qui forme l'extrémité opposée de la masse principale des habitans de Paris, est loin de profiter des avantages de la fortune pour se livrer à des occupations toujours compatibles avec la santé. Si ces hommes qu'on décore du nom d'heureux, pressés du désir de faire étalage de leur luxe, ou tourmentés du besoin de jouissances nouvelles, arrachent à la mollesse quelques parties de leur vie, ils s'abstiennent soigneusement de tout mouvement énergique prolongé qui, en excitant la vitalité de toutes les fonctions, puisse leur procurer une constitution robuste et vigoureuse ; quelques visites d'étiquette, une légère promenade qui se fait le plus souvent dans une voiture dont les moindres secousses ont été prévenues, une heure ou deux d'équitation ; voilà à peu près, en dernière analyse, à quoi se réduit la somme totale de leurs exercices journaliers ; c'est tout au plus ce qu'il en faut pour donner à l'estomac et à tous les organes qui constituent l'appareil gastrique, le degré d'activité et de vigueur qui leur est indispensable pour digérer les mets succulens dont on les surcharge. On pressent aisément que de tels travaux n'exigent pas de grands moyens réparateurs ; aussi la nuit n'est pas arrivée que les individus de la condition qui nous occupe, s'empressent d'aller respirer l'air méphitique des salles de spectacle, et ne sortent de là que pour se renfermer dans un salon où le jour les surprend encore des cartes, des échecs ou un trictrac à la main, ou bien occupés à d'autres jeux qui deviennent un travail, une étude pénible, une passion même qui fatigue l'esprit sans produire sur le corps aucun résultat avantageux. C'est donc aux langueurs de l'inaction dans lesquelles tant d'être opulens s'enfoncent avec mollesse, qu'il faut attribuer la fréquence de la goutte, de l'apoplexie, de l'hypochondrie, des affections chroniques du foie, de la rate, de l'estomac et des autres viscères abdominaux, qui comptent tant de victimes dans les rangs élevés de la société.... *Motus medicinam præbet appetitui prostato, anorexiœ, variisque stomachi vitiis, quœ ex colluvie viscidá pronasci possunt.* Ce précepte du célèbre Hoffmann (Frédéric) (1), contient l'article principal du code de santé applicable à tous les individus qui vivent dans l'oisiveté.

La condition des ouvriers et celle des gens que la fortune a comblés de toutes ses faveurs,

---

(1) *Motus optima corporis medicina.*

laissent entre elles un intervalle immense ; la plus grande partie de cet intervalle est occupé par les personnes qui se livrent habituellement aux travaux de l'esprit ; tels sont les gens de lettres, les artistes qui s'occupent de la partie scientifique de leur art, les chefs d'administration, etc. ; un grand nombre d'entre eux, renonçant entièrement à tout ce qui tient à la mondanité, font une sorte d'abnégation d'eux-mêmes, et semblent, au milieu des privations continuelles des agrémens les plus ordinaires de la vie, n'avoir d'autre but que celui d'être utiles à leurs semblables, ou de transmettre leur nom à la postérité. Je ne chercherai point à faire la longue énumération des maladies que peut entraîner une contention trop prolongée de l'esprit ; tantôt elles frappent les organes qui restent dans l'inaction, et au préjudice desquels la susceptibilité encéphalique s'accroît ; mais le plus ordinairement elles affectent l'organe qui est lui-même le siége du développement extraordinaire, c'est-à-dire celui à l'avantage duquel se fait tout l'exercice ; dans le premier cas ce sont : une maigreur extrême, la goutte, des lésions des voies urinaires, et particulièrement des altérations profondes des organes de la vie assimi-

latrice; dans le second : l'hypocondrie, la mélancolie, des céphalalgies, ou une insomnie
continuelles, des atteintes et quelquefois
même de violentes attaques d'apoplexie ;
enfin il n'est pas rare de voir survenir un état de
véritable aliénation mentale. « Le travail du
cabinet, dit l'écrivain le plus éloquent du dix-
huitième siècle (1), rend les hommes délicats,
affaiblit leur tempérament, et l'ame garde difficilement sa vigueur quand le corps a perdu
la sienne. L'étude use la machine, épuise les
esprits, détruit les forces, énerve le courage,
rend pusillanime, incapable de résister également à la peine et aux passions. » Ne semble-
t-il pas que Rousseau donnàt à cet égard le résultat de sa propre expérience ? Il nous suffit
donc de savoir que le nombre des hommes qui
se livrent avec ardeur à la culture des sciences
et des lettres, est considérable à Paris, pour
n'être nullement étonnés de la fréquence des
maladies que nous venons de désigner; et reconnaître l'inaction du système locomoteur
comme leur cause essentielle, n'est pas avouer
que c'est particulièrement dans les ressources
que la gymnastique offre à l'hygiène et à la

____

(1) J.-J. Rousseau ; OEuvres diverses, préface de Narcisse.

thérapeutique, qu'il faut aller puiser les moyens de prévenir ces affections ou de les combattre avantageusement.

Les femmes, à quelque condition de la société qu'elles appartiennent, sont trop sédentaires à Paris; la plupart d'entre elles sont retenues immobiles dans les comptoirs des magasins ou dans les boutiques, ou bien s'occupent à des travaux qui n'exigent souvent d'autre mouvement que celui des doigts. Celles que la fortune dégage de toute espèce d'occupations, sont même les moins agissantes; elles sortent très-peu ou ne sortent qu'en voiture, changeant ainsi simplement de prison et d'inaction, et le but de leurs sorties, est le plus ordinairement d'aller faire les ornemens d'un cercle ou d'un bal, ou d'étaler leurs parures dans un spectacle. L'exercice le plus violent qu'elles se permettent est celui de la promenade; mais fort peu d'entre elles savent profiter des avantages qu'il peut offrir. Elles sont à peine arrivées aux lieux que le caprice de la mode a désignés pour les réunions, qu'elles s'empressent de prendre place sur des chaises disposées par rangées sur un terrain que la hauteur prodigieuse des arbres ou des maisons entretient dans une humidité constante; et sous prétexte de respirer un air frais et de se délasser de la fatigue de la promenade, elles cherchent seulement à fixer les regards des personnes qui les entourent. Dès que cette distraction si monotone les ennuie, elles regagnent leurs boudoirs, le plus souvent en voiture, mais fort rarement à pied; car l'état de gène et de constriction générale, dans lequel se trouvent toutes les parties de leur corps, et particulièrement les pieds et la poitrine, leur interdirait toute course un peu longue. De retour chez elles, elles s'enfoncent mollement sur un sopha jusqu'à l'heure du dîner, et ne sortent de table que pour disposer la parure qu'elles étaleront au spectacle ou au bal, ou bien préluder à la sonate langoureuse qui, pendant une grande partie de la nuit (ce qu'on nomme la soirée), doit charmer de nombreux admirateurs. Est-il nécessaire de répéter ici jusqu'à nausées, combien est pernicieuse pour les jeunes personnes l'habitude de vivre dans des appartemens dont l'air n'est que fort rarement renouvelé, tandis que tout, au contraire, contribue à le vicier : d'abord les exhalaisons continuelles de la transpiration d'une assemblée souvent très-nombreuse; ensuite la fumée des bougies et des lampes qui, par leur seule combustion, enlèvent à l'air une partie de ses principes essentiels, pour lui en communiquer de nuisibles; ajoutons à cela le mélange incohérent de l'odeur des fleurs et de celle des essences que le luxe fournit à la toilette. Les femmes qui vivent ainsi renfermées, viennent-elles à sortir, le moindre coup de vent, un air un peu frais, suspendent leur transpiration, et des affections catarrhales en sont le résultat. Si ces affections se dirigent sur les organes de la respiration, ce qui arrive surtout chez celles qui sortent les bras nus ou la poitrine découverte, elles sont fréquemment le prélude de la phthisie pulmonaire ou laryngée. Ces femmes ne ressemblent-elles pas aux plantes qu'on tient renfermées dans les serres chaudes; ces plantes vivent bien pendant quelque temps, mais n'acquièrent jamais la vigueur que présentent celles qui ont crû en plein air, et si on les y transporte, elles ne peuvent s'y soutenir. Quel contraste nous offre la robuste villageoise, respirant, dès le matin, l'air pur et frais de la campagne! son visage, animé des couleurs les plus vives, est le type de la santé; elle peut braver impunément toutes les vicissitudes atmosphériques. Nous ne saurions donc trop recommander aux mères, d'habituer, autant qu'il est possible, leurs

filles à supporter les impressions d'un changement d'air ; combien de maux leur préparent
celles qui ne s'occupent que du soin de leur
éviter les moindres inconvéniens !

Ne pourrais-je pas encore blâmer, dans cette
circonstance , l'habitude qu'ont nos jeunes
élégantes d'empêcher l'accès de la lumière dans
leurs chambres, au moyen de doubles draperies
ou de persiennes constamment baissées ? Là, sur
un lit enfoncé dans une alcove obscure, éloigné
des rayons vivifians du soleil, elles languissent
décolorées comme une fleur qui s'étiole ; aussi
le hasard veut-il que cette peau délicate et dé-
colorée se trouve un instant en contact avec
une lumière vive ou exposée à l'ardeur du soleil, elle offre bientôt tous les symptômes de
l'hérysipèle. Dans cette vie tout-à-fait inactive
pour le physique, le système nerveux acquiert,
comme nous l'avons déjà dit, une prédominance extraordinaire, une susceptibilité qui le
rend ébranlable à la moindre impression ; de là
des maux de nerfs, des vapeurs, des migraines
périodiques, des affections hystériques , une
imagination qui s'enflamme souvent pour l'objet le plus ordinaire ; enfin, toutes les parties
au préjudice desquelles le système nerveux ou
encéphalique s'est accrû , offrent le cachet de

la plus déplorable langueur; ici c'est un état de maigreur extrême, une bouffissure, une décoloration générales, des menstrues constamment supprimées ou inégalement établies, des fleurs blanches intarissables, et chez toutes une irritation sympathique nerveuse de l'estomac, qui se refuse à digérer les mets les plus légers; état qu'aggrave encore l'usage habituel du café, et l'emploi fastueux des élixirs à la mode.

Que le médecin que les circonstances appellent à exercer dans les rangs élevés de la société, se persuade bien que c'est rarement dans le catalogue des pharmacies, mais bien dans les simples lois de l'hygiène, qu'il doit aller puiser des armes pour combattre énergiquement les maladies de la plupart des femmes. Qu'il se garde d'imiter quelques hommes qui, poussant la complaisance jusqu'à leur laisser ignorer la cause de leurs tourmens, s'apitoient langoureusement avec elles sur leur susceptibilité, blâment la nature de n'avoir su les rendre belles sans les rendre sensibles, et se contentent de prescrire quelques potions calmantes, où figurent le musc, le castoréum, l'ambre et les éthers. Que s'affranchissant, au contraire, de toute condescendance ridicule, il leur dépeigne la mollesse et l'inaction comme l'état le plus funeste au corps, qu'il préconise, exagère même, s'il le faut, les avantages de la promenade, surtout à pied, qu'il leur fasse entrevoir une distraction aussi agréable qu'utile dans les occupations domestiques, enfin qu'il fasse ressortir tous les agrémens de l'équitation dans la campagne; quelques femmes peu sensées le taxeront de manquer de galanterie ou de complaisance; mais il trouvera une juste compensation dans la certitude qu'il aura de ne pas avoir compromis la dignité de son art, et dans les succès qu'obtiendront de ses avis celles qui n'auront pas dédaigné de les suivre. On ne saurait donc trop recommander à nos jeunes élégantes la fréquentation des fêtes qui se donnent dans les campagnes voisines de la capitale. *Les montagnes russes, celles de Beaujon et autres, les jeux chevaleresques, le saut du Niagara*, et mille autres frivolités du même genre, etc., méritaient peut-être de fixer plus long-temps leurs caprices; mais ces exercices pouvaient-ils échapper au sort commun à tous les objets sur lesquels la mode étend son empire : à leur apparition, on s'y est livré avec un empressement extrême; mais quelques dangers qu'on n'avait su prévoir, les ont jetés dans un oubli où le désir de plaisirs

plus bizarres ou plus nouveaux les eût infailli-
blement placés plus tard.

Les enfans sont également trop sédentaires
à Paris; leur constitution, généralement scrofuleuse, réclame les doux effets de l'insola-
tion, et des exercices appropriés à leur âge.
Le besoin de ces moyens hygiéniques se fait
particulièrement ressentir chez ceux qui appartiennent à la classe des marchands ou des ouvriers qui habitent les boutiques au fond desquelles ils les forcent à rester immobiles; car les
enfans des personnes riches, aussi bien que ceux
des indigens, jouissent assez souvent d'une
bonne santé : les premiers, parce qu'on les
transporte plusieurs fois par jour sur les boulevards, sur les places ou dans les jardins publics; les seconds, parce que les parens, pour
se débarrasser de tous soins à leur égard, les
laissent librement courir dans les rues pendant
des journées entières.

Je n'entrerai dans aucun détail sur les différens genres d'exercices (sous forme d'amusemens), auxquels on se livre habituellement à
Paris; il n'est pas une rue dans laquelle on ne
compte huit ou dix salles de billard, deux ou
trois d'armes et une de danse; nous avons éga-

lement plusieurs jeux de paume et de balle, et plusieurs écoles de natation.

Parmi ces derniers établissemens, on doit surtout remarquer celui qui est adossé à la pompe à feu du quai des Invalides, et auquel on a donné le nom d'école *thermonectique*. Le bassin qui est destiné aux exercices de la natation a cent pieds environ de longueur et une profondeur variable dans plusieurs points ; elle est de huit pieds dans les endroits réservés aux plongeurs, et de quatre seulement dans ceux où s'exercent les élèves ; le bassin est convenablement doublé, et l'eau dont la température est élevée ou diminuée à volonté se renouvelle continuellement. Quant à la température des salles et des cabinets, elle est toujours maintenue à seize degrés, ce qui prévient tous les accidens qui pourraient résulter du passage subit d'une température chaude dans une atmosphère froide. Un des principaux motifs qui doivent recommander cet établissement à l'attention des médecins, c'est que l'exercice de la natation a de tout temps été cité, par ceux qui se sont occupés de l'application de la gymnastique à l'art de guérir, comme propre à développer les muscles de la poitrine, et, par conséquent, comme un préservatif de la phthisie pulmonaire. Or, on sait combien sont nombreux dans la capitale les jeunes gens qui offrent une disposition à cette funeste maladie.

Des Gymnases modernes.

Un établissement public spécialement consacré à l'éducation physique, c'est-à-dire au développement de la force et de l'énergie musculaires, et dont la Saxe, la Prusse, l'Allemagne et la Suisse nous ont offert des modèles depuis la fin du siècle dernier, est, chez nous, d'une origine si récente, qu'il n'est encore qu'un très-petit nombre de personnes qui soit instruit de son existence. Sans doute l'Europe n'accusera pas la France d'avoir langui dans la mollesse, et dédaigné les avantages d'une constitution robuste et vigoureuse, depuis l'époque (1786) où l'on chercha à remettre en faveur ces sortes de colléges que les gouvernemens de la Grèce protégeaient d'une manière si remarquable; seulement la France se voua, pour ainsi dire, exclusivement aux exercices militaires, et les lois que pendant cet intervalle de temps elle imposait aux nations ses voisines attestent les succès qu'elle obtint de la culture de cette branche de la gymnastique. Un ministre espagnol, conseiller de Charles IV, et qui porte aujourd'hui le titre de citoyen français, dont il s'est rendu digne, profita de l'instant où, par la pacification générale de l'Europe, nous avions abandonné le métier des armes, pour nous faire sentir les avantages d'une institution dont l'objet essentiel fût l'enseignement public des exercices corporels, rendus compatibles avec l'éducation intellectuelle et morale que réclamait l'état de notre civilisation. M. Amoros développa dans plusieurs sociétés savantes les principes qui devaient servir de base à cet enseignement, et fixa l'attention des hommes qui prennent intérêt au bonheur de leurs semblables. Jaloux de contribuer au succès d'une entreprise utile, M. le comte Chabrol, préfet du département, honora l'institution naissante de sa protection particulière, et fit lui-même les frais des machines qui devaient servir aux premiers essais d'exercices gymnastiques. Le résultat ayant répondu à l'attente générale, le gouvernement mit un local à la discrétion de M. Amoros, et y ordonna les dispositions convenables. Je ne chercherai pas à décrire les différens exercices qui se pratiquent dans ce gymnase, on peut consulter à cet effet les divers traités de gymnastique médicale et particulièrement celui de M. le docteur Londe, qui en donne une description exacte, et détermine leur application hygiénique ; j'observerai seulement que la plupart d'entre eux nous sont connus, soit qu'ils figurassent dans les anciens gymnases, soit qu'ils fissent partie de nos exercices ordinaires ; leur but se réduit toujours au développement des muscles, à l'augmentation de souplesse et de liberté de la partie exercée, et fréquemment de celle avec laquelle elle a des rapports.

Avouer que l'éducation ne saurait être parfaite, si elle ne contribuait en même temps au développement des facultés intellectuelles et à l'augmentation des forces corporelles, n'est-ce pas attester que les hommes qui ont cherché à remettre en vigueur parmi nous les institutions gymnastiques, ont tâché de concourir au perfectionnement de l'espèce humaine ; et tenir compte de leurs efforts et de leurs travaux, c'est reconnaître les droits qu'ils ont acquis à l'estime et à la considération publiques. Mais de la nécessité de joindre l'éducation des muscles et des sens extérieurs à l'éducation de l'organe de la pensée, s'ensuivait-il qu'il fût indispensable, aujourd'hui, d'instituer des écoles particulières spécialement destinées aux exercices physiques ? C'est une question dont la solution a été vivement agitée comme objet d'intérêt général et de la plus haute importance, et qu'un grand nombre d'hommes aussi recommandables par leurs talens que par leur esprit philantropique ont cru devoir résoudre par la négative. En effet, deux systèmes généraux se contrebalancent réciproquement dans l'économie humaine : ce sont le système nerveux et le système musculaire ; le développement extrême de l'un détermine constamment la faiblesse relative ou même directe de l'autre, et leur accroissement simultané, ou bien ne s'obtient qu'avec peine, ou bien se fait remarquer par un défaut d'énergie dans les fonctions auxquelles concourent les organes qui les composent. Or, en instituant des établissemens particuliers propres à l'exercice des organes de l'intelligence et de ceux des mouvemens, n'at-on pas à craindre que les jeunes gens ne se montrent plus zélés pour ceux qui présentent l'étude sous l'apparence de jeux et d'amusemens que pour ceux où, contraints à une vie sédentaire, ils s'occupent de travaux d'esprit dont ils sont moins à même de calculer les résultats? C'est en effet ce qui arrive ; une moitié des jeunes gens se livre aux exercices gymnastiques avec une ardeur exagérée, et que se garderont constamment de réprimer ceux auxquels est confiée la direction des gymnases, puisqu'elle atteste les succès de leurs méthodes; l'autre moitié se dégoûte de lutter ou de rivaliser avec des individus de force, de condition et d'âge différens, ou craint le ridicule d'un spectacle encore peu conforme à nos mœurs. Ainsi, je crois qu'il serait préférable d'instituer des exercices gymnastiques dans les colléges mêmes, et de n'insister particulièrement que sur ceux qui, à l'avantage de développer convenablement les forces, joignent celui, non moins à désirer, de donner au corps des attitudes nobles et gracieuses, de l'assurance et de l'agilité, et on ne saurait surtout éviter avec trop de soin la triste monotonie des exercices soumis à des règles rigoureuses. Au reste, qu'on établisse des gymnases partiels dans chaque collége, en réservant le gymnase normal pour l'équitation, l'escrime, l'instruction des sapeurs-pompiers, ou l'apprentissage du maniement des armes; ou bien qu'il n'existe qu'un seul établissement où les individus de tout âge, de toute condition et même de tout sexe, iront développer leurs muscles, on s'éloignera essentiellement du but qu'on doit se proposer, tant que la direction de ce gymnase ne sera pas, comme nous

avons eu occasion de le faire remarquer ailleurs (1), exclusivement confiée à des hommes
imbus de connaissances suffisantes pour juger de
l'influence des exercices sur l'économie humaine, et décider de ceux qui sont compatibles avec
l'àge, la force, la constitution, la condition et
même avec quelque disposition maladive des
individus qui s'y soumettent. Puisque nous vou-
lons imiter les anciens, nous devons savoir que
leurs gymnases étaient gouvernés par plusieurs
officiers, parmi lesquels on remarquait surtout
le gymnasiarque ou le surintendant de toute
la gymnastique, le pédotribe ou prévôt de
salle, qui enseignait la partie mécanique des
exercices, et bornait tout son savoir au détail
de leur description ; enfin le gymnaste ou le
maître des exercices, véritable médecin hygié-
niste, qui en connaissait le pouvoir et les effets,
et décidait de leur emploi. Dans le gymnase
récemment établi dans la plaine de Grenelle,
sous le nom de gymnase normal civil et militaire, on ne trouve encore, du moins jusqu'à
présent, que des prévôts et un surintendant
ou directeur.

---

(1) Revue médicale ; Analyse du Traité de gymnastique
médicale du docteur Londe.

CHAPITRE CINQUIÈME.

Constitution médicale propre à chaque saison.

Tous les corps animés sont soumis à l'influence des saisons, tous sont diversement modifiés, non-seulement par la température, mais par toutes les conditions météorologiques propres à chacune des périodes principales de l'année. Le plus susceptible de tous les êtres, l'homme, saurait-il se soustraire à l'action de causes dont l'empire est si puissant; et puisque, dans chaque saison, la constitution physique de son corps acquiert une disposition nouvelle, puisque les fonctions de son entendement, ses déterminations, ses passions varient, les changemens ne peuvent-ils pas être portés au point de constituer un état maladif, et les affections qui se développeront dans cette circonstance, quoique entièrement indépendantes de la saison, n'offriront-elles pas un caractère qui coïncidera avec la disposition du corps nouvellement acquise? Cette vérité, attestée par l'expérience

de tous les siècles, a été confirmée par les écrits
d'Hippocrate, de Baillou, de Sydenham, de
Stoll, de Pringle, d'Huxham, de Lind, d'Hillary. Ces observateurs ont montré combien l'étude de l'air qui nous environne, des variations
que subit sa température, et des changemens
qu'il peut éprouver dans ses propriétés chimiques, est utile au médecin qui veut exercer
son art avec espoir de succès. *Qui artem medicam rectâ investigatione consequi volet,
is primùm quidem anni tempora in considerationem adhibere debet, quid horum
quidque possit....* Telle est l'importance que
le père de la médecine attachait à l'étude des
constitutions météorologiques, qu'il en fait
l'objet du premier précepte qu'il adresse au
médecin dans son excellent Traité *de aere,
aquis et locis. Hæc igitur si quis mente
concipiet et considerabit, is præcognoscet
plurima omninò quæ ex hujus modi mutationibus sint futura:* celui qui sera pénétré
de cette étude, pourra prévoir la plus grande
partie de ce qui doit résulter de ces changemens dans les saisons.

Mais bien qu'on ne puisse mettre en doute
l'influence des vicissitudes atmosphériques sur
le corps humain, et l'indispensable nécessité

de l'étude des météores les plus apparens, ne serait-ce pas néanmoins céder à une prévention aussi exagérée qu'irréfléchie, que de croire qu'on doive exclusivement aller chercher, et qu'on rencontrera constamment dans les constitutions météorologiques, la cause des maladies qui sévissent, d'une manière générale, à certaines époques de l'année. S'il en était ainsi, la perfection à laquelle les progrès des sciences physiques ont porté les instrumens au moyen desquels on peut apprécier les diverses conditions de l'air, ne laisserait aucune incertitude sur la possibilité de prévoir rigoureusement la nature et le caractère des maladies régnantes, et de déterminer les précautions hygiéniques capables de soustraire à leur action. Mais avouons que l'art semble être encore bien éloigné d'obtenir un tel résultat, et ne nous dissimulons pas que nous ne sommes guère plus avancés sur ce point que ne l'était Hippocrate lui-même.

Le grand problème des constitutions médicales ne pourra être résolu que lorsque, indépendamment de tous les phénomènes atmosphériques, on tiendra un compte exact de toutes les autres conditions au milieu desquelles se développent les maladies des saisons; tels que le genre de vie, la nourriture,

les occupations diverses, etc., et qu'on cherchera à spécifier la part que peut avoir eu
chacune de ces conditions au développement,
à la marche, au progrès et à la terminaison
des maladies. N'a-t-on pas, en faveur d'une
telle opinion, les doutes qu'ont apportés à
l'égard des constitutions météorologiques, trois
hommes dont les écrits portent l'empreinte de
l'observation la plus exacte et de l'expérience
la plus consommée : Sydenham, Boerrhaave
et Van-Swiéten? Le premier avoue avoir observé que les changemens de l'atmosphère, la
chaleur, le froid, la sécheresse, l'humidité,
l'élasticité, la pesanteur de l'air, n'ont qu'une
influence indirecte sur la marche de la constitution stationnaire , tandis que toutes ces
circonstances en avaient une bien marquée sur
les maladies intercurrentes (1). Boërrhaave regarde, comme cause des différentes constitutions, plutôt un changement inexplicable dans
certaines exhalaisons, qu'une variation connue
dans le milieu ambiant (2). Enfin son illustre
commentateur dit avoir observé, pendant dix

---

(1) *Opuscula... Epistola ad R. Brady, pag.* 357. *Amste-
lodami.*

(2) *Aphorismi de cognoscendis et curandis morbis,* § 408.

années consécutives, les variations du baromètre et du thermomètre, non moins que la
direction des vents et la quantité des pluies,
sans avoir jamais reconnu la moindre influence
de la part de ces changemens atmosphériques
sur le cours des maladies épidémiques; mais
que ces vicissitudes diverses produisent seulement des maladies intercurrentes (1).

Dans aucune contrée ou dans aucune ville,
on ne rencontre plus qu'à Paris des matériaux
de tout genre, disponibles pour l'établissement
des constitutions médicales : les observations
météorologiques y sont recueillies chaque jour
avec une exactitude rigoureuse; des praticiens
distingués font insérer, dans la plupart des
journaux de médecine, le résumé des maladies
qu'ils ont observées pendant la durée de chaque
trimestre; les médecins des principaux hôpitaux ou hospices publient, à des intervalles
assez rapprochés, le tableau des maladies qui
ont régné à certaines époques; enfin plusieurs
élèves y choisissent les constitutions d'une ou
de plusieurs saisons pour sujets de thèses inaugurales. Cependant, au milieu de cette richesse

____

(1) Commentaires du paragraphe 1408 des Aphorismes de
Boerrhaave.

apparente de faits, avec cette multitude de moyens, on cherche en vain depuis long-temps un résultat, et tout porte à croire que Paris sera constamment le lieu où il sera le plus difficile d'assigner, non pas positivement, mais seulement d'une manière probable, les maladies constitutionnelles et l'époque de leur manifestation. Qu'on prenne en effet le terme moyen des observations insérées dans un journal pendant un certain nombre d'années, et qu'on le compare à celui qu'on obtiendrait de l'examen des faits contenus dans tel autre journal, dans le même espace de temps, et l'on sera frappé de la différence qu'offrira chacun de ces résumés. Si d'un côté on rencontre des maladies qui semblent s'accorder avec la constitution météorologique, qu'elles en soient le résultat, ou qu'elles se trouvent simplement être avec elle dans des rapports de coïncidence, d'une autre part on voit les maladies régnantes se déclarer et exercer une action meurtrière dans des circonstances diamétralement opposées aux conditions atmosphériques qu'on a constamment regardées comme les plus favorables à leur développement : ce qui dépend, d'une manière évidente, du contraste des positions dans lesquelles se trouvaient les observateurs, dont les uns exerçaient dans les rangs élevés de la société, tandis que d'autres se bornaient modestement à offrir des tableaux nosologiques dressés sur des notes recueillies dans les classes ouvrières, ou sur les registres des maisons de charité. Les uns et les autres semblent bien souvent n'avoir eu en vue que la maladie, et avoir négligé de rechercher ou de constater l'époque de son invasion qui offre quelquefois beaucoup d'éloignement et de différence avec l'époque où ils sont appelés à l'observer. On ne peut non plus, malheureusement, tirer des inductions applicables à la ville entière, des faits observés dans quelques localités particulières, et notamment dans les hospices, quelles que soient d'ailleurs l'exactitude et la persévérance avec lesquelles on poursuive une semblable tâche; et cela, parce que la plupart des individus contenus dans ces lieux, quoique d'ailleurs exposés en commun à une grande somme d'influences identiques, sont très-avancés en âge ou affectés de maladies constantes, d'infirmités qui donnent à chacun d'eux une *impressionabilité* tout-à-fait différente. Il faut donc aller chercher ailleurs et sur une masse plus considérable de la population, l'expression générale des diverses cons-

titutions médicales. Peut-être parviendrait-on
à la trouver, au moyen de la marche adoptée
dans la gazette de santé, et qui consiste à publier, tous les dix jours, le relevé de toutes
les maladies admises dans les hôpitaux de Paris,
par la voie du bureau central d'admission, si,
indépendamment des lacunes que laisse l'absence de la désignation de l'âge, du sexe et de
la profession de chaque malade, on ne savait
aussi qu'un grand nombre d'individus ne se
déterminent à réclamer les secours publics que
lorsqu'ils ont entièrement épuisé leurs moyens
particuliers, c'est-à-dire après des rechutes,
ou long-temps après l'invasion de leurs maladies, qui se sont déclarées, même assez souvent, dans la saison qui précède celle pendant
laquelle ils sont admis dans les hôpitaux.

S'il m'est permis d'émettre mon opinion à cet
égard, il me semble qu'on approcherait plus près
du but en dressant le tableau exact et détaillé des
maladies traitées pendant la durée de chaque
mois ou seulement de chaque trimestre dans
les dispensaires; parce que les individus admis
à recevoir des soins de ces établissemens, forment une classe qui peut être regardée comme
se trouvant à peu près constamment placée
dans des conditions de professions, d'habi-

tudes et de nourriture, qui offrent le plus d'analogie ; et que, réclamant des secours, le plus
ordinairement dès l'apparition des premiers
symptômes de leurs maladies, il devient plus
facile de saisir les rapports de ces dernières
avec toutes les circonstances dans lesquelles
elles se déclarent, et de déterminer la part
qu'ont eue les variations atmosphériques dans
leur développement, leur caractère, leur marche régulière ou leurs complications.

En dernier résumé, il existe sur le rapport
des maladies avec l'époque de l'année où elles
font sentir leur influence, de la manière la plus
générale, des incertitudes, des obscurités même,
que le temps et des travaux assidus peuvent
seuls faire disparaître (1) ; et je regarde encore
comme impossible aujourd'hui d'établir rigoureusement l'état des constitutions médicales
pour Paris. Les considérations suivantes, quelque peu développées qu'elles soient, me semblent être néanmoins les seules qu'on puisse
avancer avoir été déduites d'un nombre d'observations suffisant, pour donner le pressentiment de l'apparition, à certaines époques de

----

(1) Voyez l'article *Constitution* du Dictionnaire des Sciences
médicales.

l'année, des maladies sur lesquelles elles s'étendent.

Premier trimestre.

La température de l'hiver à Paris est ordinairement froide et humide, et cela principalement pendant les mois de janvier et de février ; mais le passage des derniers temps de l'automne à l'hiver se fait d'une manière assez peu sensible ; et quand cette dernière saison est rude, il est rare qu'elle le soit pendant deux années consécutives. Au commencement de l'hiver, les affections catarrhales sont très-nombreuses ; les phlegmasies des diverses parties des voies respiratoires le sont aussi ; mais elles affectent particulièrement la membrane muqueuse qui les revêt intérieurement ; de-là un grand nombre d'angines laryngées ou trachéales, et de catarrhes pulmonaires. Une quantité assez considérable de pleurésies, de péripneumonies et d'autres phlegmasies extrêmement aiguës, signalent le début de la constitution éminemment inflammatoire qui se développe dans février et mars. À cette époque, la rougeole commence à se faire remarquer ; la toux prend quelquefois, chez les enfans, le caractère de la coqueluche ; et quand cette dernière maladie se déclare vers la fin de l'hiver, elle sévit ordinairement d'une manière générale, et semble affecter particulièrement les enfans de la classe du peuple. Les fièvres intermittentes sont très-fréquentes; il en est de même des affections rhumatismales et arthritiques; les personnes chez lesquelles ces dernières maladies sont constantes, éprouvent, à cette époque, des exaspérations sensibles. Le mois de mars, dont la température est assez souvent froide et sèche, et pendant lequel les vents du nord et du nord-est soufflent quelquefois d'une manière extraordinaire, devient funeste aux malades atteints de phthisie pulmonaire, ou bien la décide chez ceux qui n'offrent qu'une disposition à cette cruelle maladie. Les personnes qui se trouvent dans l'une ou l'autre de ces positions défavorables ne sauraient éviter avec trop de soin, pendant cette partie de l'année, d'habiter les quartiers élevés qui avoisinent l'extérieur de la ville, et particulièrement ceux qui sont placés sur le terrain qui la domine au nord; elles feraient infiniment mieux d'établir leur domicile dans les quartiers populeux du centre de la ville, dont l'air est nécessairement plus humide et moins agité.

C'est aussi sous le règne de la constitution

météorologique de cette partie de l'année,
que le croup exerce ses ravages pour se
continuer, très-souvent d'une manière épidémique, dans la saison suivante. La précipi-
tation avec laquelle, à l'apparition de quelques belles journées de la seconde moitié de
mars, les parens débarrassent leurs enfans
des vêtemens chauds de l'hiver, pour mettre
tout à découvert, leurs bras et leur cou, peut,
dans bien des cas, rendre raison de la fréquence
de cette maladie essentiellement inflammatoire,
et qui n'exerce souvent de si terribles ravages,
que par l'hésitation qu'on met à lui opposer, dès
son début, les moyens anti - phlogistiques les
plus énergiques, ou bien parce qu'on la confond
avec d'autres affections du système des voies
respiratoires, moins dangereuses, telle que la
coqueluche, dont les symptômes précurseurs
diffèrent assez peu, et qui se déclare ordinairement dans la même saison. Enfin, il n'est pas
rare de voir à cette époque des ophtalmies
sévir d'une manière générale, mais on a remarqué qu'elles sont ordinairement peu graves, et
qu'elles laissent plus rarement après elles, que
ne le font les ophtalmies sporadiques ou celles
qui règnent épidémiquement ailleurs, des
taies ou autres accidens chroniques.

L'hiver est la saison la plus chargée en mortalité; dans le tableau des décès qu'ont offerts les dix années qui finissent en 1817, et qui offre un résultat de 214,914, elle a fourni le nombre de 59,536; ce qui donne un terme moyen de 5,953. Dans ce nombre, se trouvent communément 1,400 personnes qui ont succombé à quelques-unes des affections du système pulmonaire, et dont 600 environ appartiennent exclusivement à la phthisie.

Second trimestre.

Cette partie de l'année est pour nous d'une température fort inégale : les vicissitudes atmosphériques y sont telles que les jours eux-mêmes présentent quelquefois, entre le matin et le soir, une différence de chaleur de quinze ou seize degrés; et c'est particulièrement dans le mois d'avril et la première moitié de mai que se font remarquer ces intempéries. Dans cette saison, la marche des maladies aiguës se fait avec une extrême rapidité, et un grand nombre de celles qui s'étaient revêtues d'un caractère chronique, prennent un état d'acuité qui les rend mortelles, mais qui, dans quelques cas, favorise leur heureuse solution. La plupart des éruptions cutanées paraissent à cette époque : la rougeole que nous avons vue se déclarer dans la constitution précédente, augmente jusqu'à l'équinoxe de printemps pour disparaître entièrement vers le milieu de l'été, tandis que la variole ne commence ses ravages que pendant le printemps (qui forme le trimestre dont nous nous occupons) pour régner pendant l'été et même l'automne, et disparaître pendant l'hiver. C'est principalement dans les mois de mars, avril et mai que les autorités locales sont chargées d'éveiller l'attention des parens sur l'approche de ce fléau destructeur, et d'avertir la classe ouvrière et les indigens que le gouvernement se charge lui - même de préserver leurs enfans de ses suites funestes. Mais combien la philanthropie n'a-t-elle pas à gémir de voir que, dans un siècle où tous les hommes sont appelés à profiter des lumières, dans une ville où le gouvernement exerce une surveillance aussi active que paternelle, la petite-vérole compte encore annuellement un si grand nombre de victimes! «Quelle » peut donc être, disent MM. les membres du » Conseil de salubrité, la cause de l'augmenta-» tion d'une maladie que nous avions vue dé-» croître si heureusement et avec tant de rapi-

» dité ? Serait-il vrai que tandis qu'une partie du
» clergé rivalise avec l'administration pour
» propager la vaccine, une autre partie de
» ce même clergé, mue par de fausses idées
» de religion, rejette avec force un aussi
» utile préservatif ? Serait-il vrai que la con-
» fession, les missionnaires, l'exaltation re-
» ligieuse aient pour résultat de persuader
» à de malheureux parens qu'ils offensent
» Dieu en repoussant la mort prête à dévo-
» rer leurs enfans (1) ? » Enfin les diverses
espèces d'angines, les coryza, les catarrhes
pulmonaires qui se déclarent fréquemment
pendant le printemps, peuvent être souvent
attribués au peu de soin qu'on prend, à Paris,
de se garantir de l'impression de ces alternatives de chaud et de froid, à cette manie dangereuse qu'ont la plupart des femmes, de substituer brusquement des étoffes légères à leurs
fourrures.

La mortalité de cette saison, et surtout
celle des mois d'avril et de mai, porte, le
plus ordinairement et en majeure partie, sur
des malades affectés de maladies aiguës; elle

---

(1) Rapport général sur les travaux du Conseil, pendant
l'année 1818.

est, pour le printemps, en totalité, de 56,621 pendant le même espace de temps sur lequel nous avons calculé pour le trimestre précédent, c'est-à-dire pendant les dix années qui finissent en 1817. Or, son terme moyen serait nécessairement de 5,662.

Dans le printemps, la mortalité des personnes affectées de quelques-unes des maladies du système pulmonaire est inférieure de quelque chose à celle de l'hiver; mais aussi la quantité de décès que fournit à elle seule la phthisie, semble augmenter; car, dans le tableau dressé sur les années 1816, 1817, 1818, 1819, cette quantité serait de 660, au lieu d'être de 597 qui est désigné comme le terme moyen de la saison précédente.

Troisième trimestre.

La température de l'été diffère selon les mois qui forment cette saison; en général, celle de juillet et d'août est chaude et sèche, mais celle de septembre est constamment chaude et humide. C'est à cette époque, ici comme dans toute autre contrée du même parallèle, que se manifestent les orages; l'obstacle que forment à la vive agitation de l'air, soit les montagnes qui dominent presque de toute part la ville, soit

la hauteur des maisons elles-mêmes et l'étroitesse des rues, rend étouffans parfois les vents
du sud et du sud-ouest. C'est particulièrement
chez le sexe, dans les temps voisins de celui de
l'écoulement menstruel, que cet état de chaleur et de pesanteur de l'air semble avoir un
effet sensible. Presque toutes les femmes à vapeurs éprouvent alors une altération d'esprit
et de caractère qui dénote une attaque immi-
nente; l'habitation des lieux voisins de la rivière, et surtout des maisons placées directement sur les différens quais exposés au nord,
pourrait, pendant cette partie de l'année, être
favorable à un grand nombre d'entre elles......
Les maladies présentent ici la plupart des caractères qu'elles ont coutume de revêtir pendant les chaleurs de l'été : ainsi on rencontre
des fièvres bilieuses, des embarras gastriques
et intestinaux, des cholera-morbus, des phlegmasies des organes parenchymateux, telles
que des hépatites, des néphrites, un grand
nombre d'éruptions cutanées qui se sont développées sur la fin de la constitution du trimestre précédent, comme la variole, la vari-
cèle, quelquefois la rougeole, des dartres, des
érysipèles pustuleux, des zonas, des angines
tonsillaires, des ophtalmies ; il semble alors

que les yeux, accoutumés à une lumière dont les brouillards des saisons précédentes mitigeaient l'éclat, ne puissent supporter qu'avec peine celle qui nous vient des rayons du soleil de l'été. C'est aussi à cette époque que la plupart des névroses s'exaspèrent, qu'il en naît un grand nombre, et que les complications nerveuses sont communes. On observe aussi quelques mœlena qui sont pourtant assez rares à Paris, mais les coliques y sont très-fréquentes.

L'été est la saison qui charge le moins nos tableaux de mortalité : pendant les dix années précédemment désignées, cette saison ne fournit que 47,341 décès, c'est-à-dire annuellement environ 4,734. La plus grande partie porte sur des individus affectés de névroses ou de phlegmasies qui se sont compliquées d'adynamie et d'ataxie. Les décès par cause de quelques affections du système des voies respiratoires, y sont moins nombreux que dans aucune autre saison.

Quelques personnes prétendent, et avec raison sans doute, que la diminution des eaux de la Seine ne permettant plus à cette rivière, pendant l'été, de dissoudre complètement l'énorme quantité d'immondices dont elle est le réceptacle, devient la cause d'une certaine quantité des maladies des organes digestifs, qui se déclarent à Paris sur la fin de l'été et au commencement de l'automne. C'est à tort, sans doute, qu'on hésiterait à opposer à l'opinion des gens qui chercheraient à montrer cette crainte comme peu fondée, l'observation de B. de Jussieu qui reconnut et prouva que les maladies épidémiques qui exercèrent de grands ravages pendant l'été et l'automne de 1731, trouvaient leur source dans l'usage des eaux de la Seine; car bien que l'inculpation de ce célèbre naturaliste portât exclusivement sur la présence d'une grande quantité de plantes marécageuses dont se trouvaient infestées la Seine et toutes les petites rivières voisines, il n'en reste pas moins certain que les principes de corruption transmis à l'eau par ces plantes, eussent été entièrement annulés si la quantité d'eau eût été double de ce qu'elle se trouvait être à cette époque. Or, il suffit de savoir que pendant les sécheresses l'eau a été corrompue une fois, pour être autorisé à admettre que, dans de pareilles circonstances, elle peut l'être encore par de nouvelles causes. Une telle matière mérite assurément toute l'attention des autorités chargées de veiller au salut du peuple.

Quatrième trimestre.

La constitution atmosphérique de l'automne est en général douce et froide, mais constamment humide; car, pendant les trois mois qui forment cette partie de l'année, on espérerait en vain, le plus ordinairement, obtenir plus de vingt beaux jours, et l'on est presque sûr d'en avoir au moins trente-six de pluie. Le sud-ouest, l'ouest et le sud sont les vents qui règnent le plus souvent. La fraîcheur des soirées, l'humidité des nuits, la fréquence des pluies, les épais brouillards qui couvrent quelquefois toute la ville sont les principales circonstances qui concourent à rendre, pour nous, cette saison très-féconde en maladies. Les affections catarrhales semblent particulièremennt dominer: viennent ensuite les fièvres intermittentes, les diarrhées, les dyssenteries, les colera-morbus, les coliques intestinales et autres maladies, sur la production desquelles les fruits peu mûrs dont le peuple fait imprudemment usage à cette époque, semblent avoir une influence bien active. Des praticiens consommés s'accordent à regarder le melon comme celui de tous les fruits qui occasione un plus grand nombre de dyssenteries, et attribuent cette action funeste de sa part à la facilité avec laquelle il arrête la perspiration cutanée. Cette circonstance fait désirer la remise en vigueur d'une ancienne ordonnance de police, qui proscrivait à Paris la vente des melons au-delà de la première quinzaine du mois de septembre. Les apoplexies sont également très-fréquentes à cette époque; elles sont assez souvent le résultat de l'abus du vin, du cidre et autres liqueurs fermentées qui sont nouvellement préparées. On trouve aussi un grand nombre de scarlatines, d'éruptions miliaires, de phlegmasies des organes de la respiration, de rhumatismes, de lombagos; quelques inflammations de paupières, et quelques éruptions cutanées.

Les précautions hygiéniques applicables à l'automne ne diffèrent en rien, à Paris, de celles que réclament la plupart des autres villes; elles se réduisent à se conformer aux préceptes suivans : s'exposer le moins qu'il est possible à l'humidité, ou ne le faire que dans les conditions les moins défavorables, comme lorsqu'on est bien vêtu et qu'on a pris une quantité suffisante de nourriture, et qu'on se livre à quelque exercice; enfin user des fruits de la saison avec modération, et ne

faire usage que de ceux qui sont bien mûrs et
de bonne qualité.

Le terme moyen annuel du nombre des
décès que fournit cette saison est de 5,150
environ; elle est, après l'été, celle qui semble
être la moins défavorable aux personnes affectées de quelques maladies des voies respiratoires.

———

Si l'on classe les saisons d'après le nombre
des décès qu'elles fournissent, on voit l'hiver
se placer en première ligne; vient ensuite le
printemps, puis l'automne, et enfin l'été; mais
nous devons observer que c'est rarement sur
le nombre des décès que donne une saison
qu'on peut établir le rapport comparatif de sa
salubrité; car une foule de circonstances, tout-
à-fait étrangères à la constitution atmosphérique, peut, à certaines époques, charger les
tableaux de mortalité. D'ailleurs, en comprenant sous le nom de constitutions médicales
l'ensemble des causes, de quelque nature qu'elles
soient, qui influent ordinairement sur la naissance des maladies, sur leurs marches ou leurs
terminaisons, on est obligé d'admettre que la
mortalité qui a lieu dans une saison doit être
le plus souvent l'expression générale de la

constitution médicale de la saison précédente. En effet, si l'on excepte les morts subites, c'est-à-dire celles dont la cause est ordinairement désignée sous le nom d'accidens, on trouve que les maladies auxquelles a succombé le plus grand nombre des individus morts dans une saison, ont eu leur invasion ou du moins ont trouvé leurs causes, sinon dans la totalité, du moins dans les deux derniers mois de la saison qui l'a précédée. Aussi nous n'hésitons pas à croire que, pour Paris, les quatre parties de l'année se succèdent, relativement à leur insalubrité, dans l'ordre suivant : novembre, décembre, janvier; février, mars, avril; août, septembre, octobre; mai, juin, juillet.

FIN.

TABLE

DES MATIÈRES.

CHAPITRE PREMIER.

§ I.

§ II.

§ III.

CHAPITRE DEUXIÈME.

HISTOIRE NATURELLE.

§ I.

§ II.

§ III.

CHAPITRE TROISIÈME.

EXAMEN GÉNÉRAL DES CAUSES PRINCIPALES QUI
PEUVENT AVOIR UNE INFLUENCE MARQUÉE SUR
LA SALUBRITÉ DE PARIS.

§ I.

Des causes qui dépendent des localités elles-mêmes.

§ III.

*Observations hygiéniques propres à chacun des
douze arrondissemens municipaux, et aux quarante-huit quartiers qui forment la ville.*

CHAPITRE QUATRIÈME.

ÉTUDE PHYSIQUE ET MORALE DE L'HOMME.

§ I.

Mouvement général de la population.

§ II.

Examen particulier de l'homme.

§ IV.

Des différens genres d'exercices, et de leur influence.

CHAPITRE CINQUIÈME.

CONSTITUTION MÉDICALE PROPRE A CHAQUE MOIS.

FIN DE LA TABLE DES MATIÈRES.

Errata. — P. 67, l. 23 : quoique moins, *lisez* : quoique moins connues. — P. 109, l. 9 : des habitans, *lisez* : des habitations. — P. 142, l. 11 : eurent suffisamment, *lisez* : eut suffisamment.

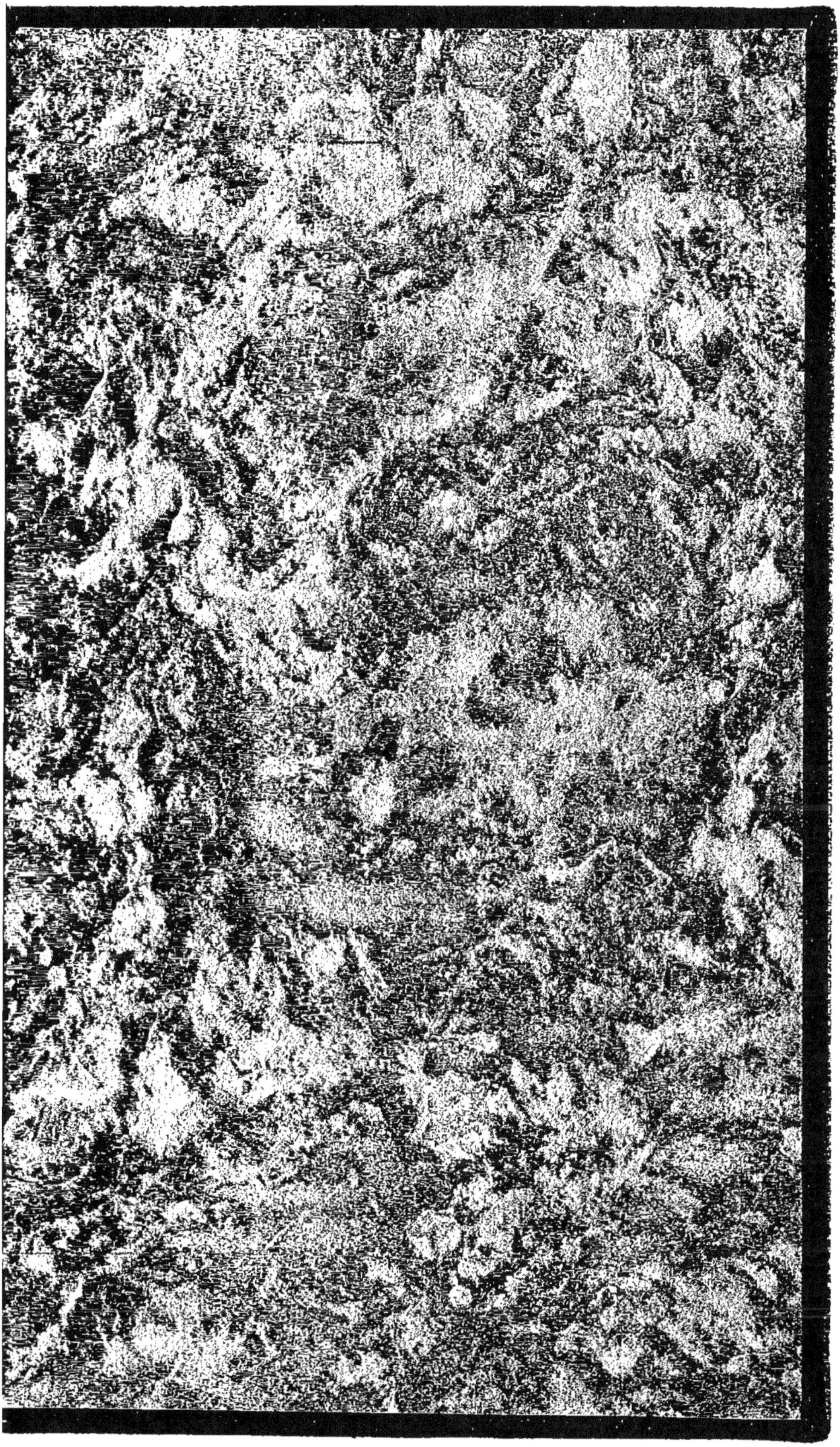